触目惊心

CHUMUJINGXIN

徐秀明 ◎ 著

眼睛里的健康档案

中医古籍出版社

Publishing House of Ancient Chinese Medical Books

图书在版编目（CIP）数据

触目惊心：眼睛里的健康档案 / 徐秀明著. -- 北京：中医古籍出版社，2015.1

ISBN 978-7-5152-0764-3

Ⅰ.①触… Ⅱ.①徐… Ⅲ.①保健—基本知识 Ⅳ.①R161

中国版本图书馆CIP数据核字(2014)第296904号

触目惊心：眼睛里的健康档案

徐秀明◎著

责任编辑	王益军	
出版发行	中医古籍出版社	
社　　址	北京市东直门内南小街16号（100700）	
经　　销	全国各地新华书店	
印　　刷	廊坊市三友印刷装订有限公司	
开　　本	889×1194　　　1/32	
印　　张	8	
字　　数	52千字	
版　　次	2015年6月第1版　2015年6月第1版第1次印刷	
书　　号	ISBN 978-7-5152-0764-3	
印　　数	0001~3000册	
定　　价	38.00元	

读者服务部电话：010-84027448

参与实践及资料收集整理

全文玉　李卉　刘桂然　张娜　徐毅　李国英　迟群
于佳惠　张俊芝　宋艳平　李娟　邓贤琴　王海燕　况颜栋

青岛经济技术开发区溪边树虹膜全息技术研究所
山东省青岛溪边树养生养颜有限公司
山东省青岛开发区东方审美养生馆

特别鸣谢单位：

山东省昌邑市东方审美养生馆
山东省德州市三八路中式美容院
山东省平度市杭州路惠子美容
河北省东光县人民医院美容科
河北省沧州市刘桂然美容养生馆
河北省肃宁伊丽莎美容院
河北省河间市邓贤琴美容院
河北省任丘市邓贤琴美容

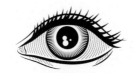

本书有理、有据、真实、科学地将自然养生文化推向社会，作者徐秀明先生行于国内各地美容院、养生馆、医院美容科十六年之久，经手两万余例案例，总结形成了这一国内外独有的自然养生文化体系。

本书为人类健康尤其是青少年健康教育而著。本书出版后所得利润部分将捐赠予教会、寺院及青少年健康管理、教育事业。能净化人类心灵，以非营利为目的之场所。本书对任何人不予赠送，望谅解心情。结有缘之人。

活到百岁；多活二十年。

本书成稿于 2012 年春，至今两年多，样书在各级政府及相关单位间广泛流传，引起卫生、环保部门重视，2012 年 12 月，中国政府大力开展治理环境问题，让作者内心得到慰藉！

提高政府及民众环保意识，是未来国家强大的希望。

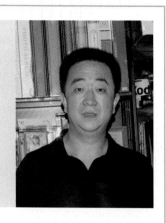

徐秀明

○ 青岛溪边树虹膜全息技术研究所所长

○ 全国虹膜影像学科带头人

○ 畅舒和中医食养文化创始人

○ 国际美容美发者协会中国副会长

○ 国际美容美发者协会中国绿色美容教材主编

○ 北京中医药大学客座教授

○ 2006 年当选为大中华区美容业风云人物

○ 历经 16 年，行程大半个中国，经手两万多人的案例、分析、
总结，与同领域专家、学者研讨、论证，最终完成《触目
惊心——眼睛里的健康档案》

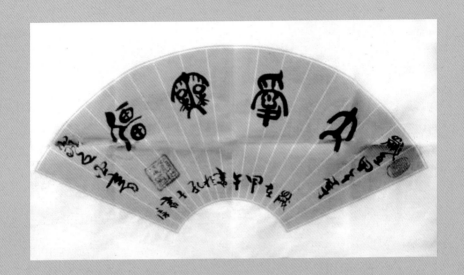

養生健康

科學飲食

文化興邦

德贏天下

徐秉明中国红嘴金丝燕研究
节一人 成就非凡 吾孝莽
2014 元 11日

忧国忧民，感天撼地。
史江南

胸懷天下兒女

功在千秋萬世

甲午二月

吳海清書

明德惟馨

徐秀明老師
雷子南書

甲午年書
德贏天下
文化興邦
科學飲食
養生健康
文曉峰文
翁石山書

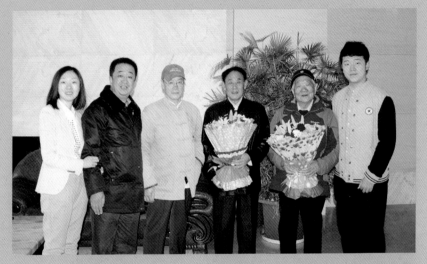

徐秀明老师参加学术研究会，并与高益民、宋书功等表彰合影。

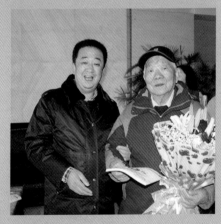

本书样稿获得高益民教授高度重视及评价。

高益民：现任国家药典会第七届委员会委员，中医专业委员会副主任，中国老教授协会、医药专业委员会理事，中国癌症研究基金会北京鲜药研究中心委员，国家第三批老中医药专家经验继承导师，北京佰瑞福世联国际中医药研究中心主任，北京四大名医学术研究中心主任。2002年任国家中医药管理局重大科研课题《北京中医发展史略研究》首席科学家和博士生导师。

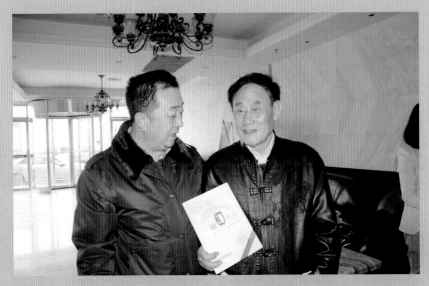

　　宋书功教授：北京中医药大学医学人文学系中医古汉语基础教研室教授，硕士研究生导师。本书样稿获得宋书功教授高度重视及评价，并肯定了本书对中国医学革命性的价值。

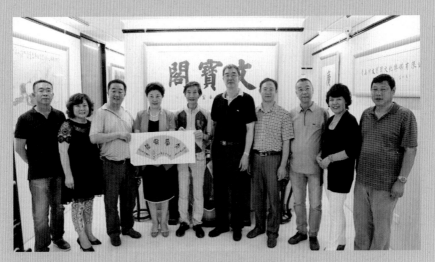

　　卢中南首长及青岛市领导认证徐秀明的社会价值和人文贡献。

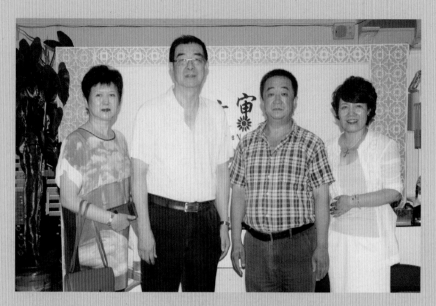

明德惟馨：中国书法名家卢中南教授欣然命笔题词。

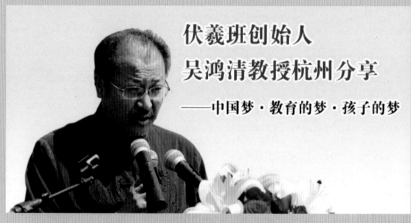

当代书法教育家、伏羲教育发起人吴鸿清教授为徐秀明先生题词：胸怀天下儿女，功在千秋万世。

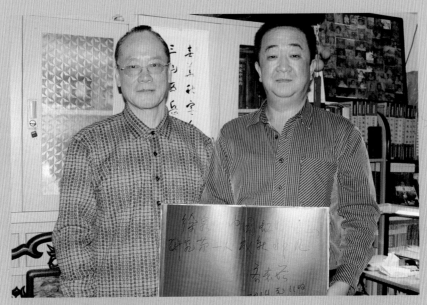

　　徐秀明老师与美国洛杉矶亚美尼亚医科大学中医教授、美国医学会医药学协会副会长齐来增教授合影。齐来增教授对徐秀明先生在虹膜全息学的研究给予了高度评价，并题写：徐秀明中国虹膜全息技术研究第一人，成就非凡。

大爱无疆：
中国曲阜国际孔
子茶文化艺术促
进会首席顾问、
中国古汉文字艺
术研究学者葛永
瑞老先生欣然题
字。

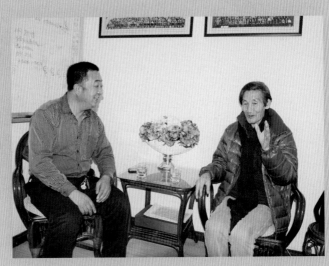

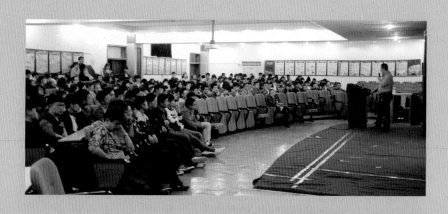

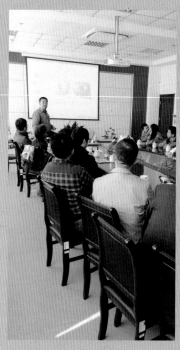

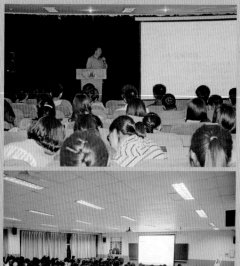

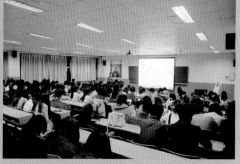

　　为提高人们对环境保护和疾病的认识，多年来，徐秀明先生为大中院校、党政机关、医学院做了多起公益教育讲座，引起社会各界的重视和反响。

关注下一代健康：
徐老师在国学馆和幼教机构为少年儿童
及家长举办公益讲座，并提供公益义诊。

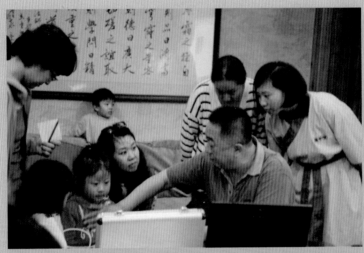

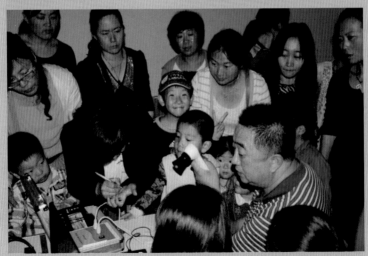

为各地美容经理、医院医生做活动培训与交流

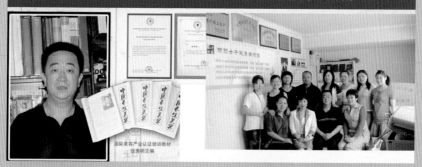

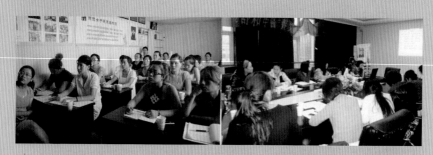

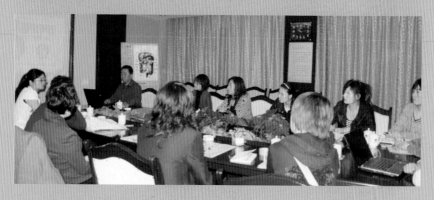

序　言

本书由徐秀明先生历时16年，经手两万多人次的案例，总结、积累、归类完成。

关于书中文字部分的内容，出版社的工作人员一再建议，修改一下其中过于尖锐的字句，尽量让行文从容一些，淡定一些……我本意也想这样做，而且也一再与徐老师提起；但是，全文校对结束以后，面对书里的一个一个案例，除了"触目惊心"四个字，再无合适的字眼来表达当下的心情。

当下情势，我们已经无法从容。

最早我们使用虹膜仪来检测身体，是因为美容服务的客人。80年代初期的美容项目，主要是祛斑、祛痘、减肥等等。大家都知道，这些问题虽然不痛不痒不是病，但是因为问题根源在脏腑气血之间，属于真正的顽疾难调，需要发掘更深层次的解决办法。基于拓展客源、力求为客人真正彻底解决问题，我们几乎为所有进店的客人检测、分析虹膜信息，并在服务过程中跟进记录。长期坚持下来，积累了大量的一手虹膜资料，加上各地加盟连锁店的共同积累，所以能够保有海量的基础数据。

无论哪个领域的工作，专注的、长久的坚持与累计，量变必然引起质变，我们的工作性质和工作重点，从美容养生到关注健康的变化，也是这个原理。引起警觉的初起是，我们发现一个特别突出的群体，年龄在27~37岁之间，白领、独立、行色匆匆的精英女性，她们的虹膜普遍显示颜色脏污，质地破败，各种问题信息集中。而相对45岁以上或家居或只是生活保守的女士，虹膜显示颜色相对干净，质地细腻光泽，整体表现完好。这些不同群体表现出来的健康信息对比，可以说是一目了然。所以后来网络爆出来的白领过劳死现象，媒体和医学界一再争论死因，在我们这里一点都不意外，我们的数据库可以给出很详尽的解释。

后来汇总各地加盟店的客人虹膜信息发现，地区之间也有明显差异。河北、淄博等空气水质污染严重的地区，人们的虹膜普遍很差；而蒙山沂水等僻静地区，人们的虹膜质地普遍较好。分析认为除了污染程度差异，当地粗粮煎饼的主食结构也有重要关系。而且区域对比发现，沿海地区虹膜质地颜色普遍冷黯，与当地气候寒湿有很大关系。详细准确的信息检测与分析，给调理保养工作带来切实的帮助，也取得了很高的成效，同时赢得了很好的口碑。

现在我们看到的是一组简单的数据资料，可是当时以一人一己的力量，为每个有缘人采集、分析虹膜信息，有针对性地给出调养方案，并且针对过程中的问题跟进调养，保留详尽的数据记录，其中的艰辛很难言尽。这些暂且不提，有一句老话，女人受教惠及三代，正是因为我们的工作对象是女性朋友，所以才有了更深层次的发现。

许多调养受益的女性带领自家老人、孩子以及自己的先生来找徐老师做虹膜健康检测。我们综合大量的检测结果发现，家庭饮食结构和生活作息习惯对健康的影响非常深刻、久远；也发现孩子们健康状况令人忧心；结合媒体频频爆出的各种问题，青少年健康已经成为一个很紧迫的社会问题。各种饮料和果点等休闲食品，在媒体的渲染下，正大举蚕食岌岌可危的正餐地位。小孩子姗姗学步时，就会用吸管啜饮彩色饮料；上学后，小学门口的辣骨头炸面筋、中学门口的炸鸡柳辣鸭脖、大学门口的麻辣烫关东煮……多数孩子都被垃圾食品祸及，孩子们的虹膜显示出与他们年龄极不相符的脏污程度。等到终于毕业了工作了，写字楼里快餐外卖成了主食；我们的孩子从小到大的饮食营养，经过了怎样一条危机四伏的路，他们的身体怎样去承担刚刚开始负荷的生命里程。

我们稍感欣慰的是，经过这么多年的努力，在工作范围内能接触到的有缘之人，几乎都认识到了这些问题，并且得到了根本性的改善；很多人甚至重新规划工作、家庭、生活的比重关系，分配了更多的时间和空间，来处理家庭饮食结构和作息习惯。

无论从哪个角度讲，健康都是幸福生活的首要因素。

随着工作影响范围的不断扩大，得到了各界朋友的支持和鼓励，使得这本书的方方面面都得到了很大的完善和提高。如果说最初的工作与积累是谋生，是职业使然，那么后来的归类、总结、成书，更多的是一种使命。在这本书里，除了想要更多的人在自身健康问题上了解、受益，还有一个更为迫切的问题，那就是呼吁大众更加重视环境问题、食品问题、医药问题和媒体导向问题。很多人，包括各个领域的专家学者，都在讲这些问题，泛泛的讲解对于多数人来讲，除了雾霾，其他好像都离自己很遥远。但是，当您在明亮的镜头下看到自己身上唯一一块透明的玻璃体下面，覆盖着的虹膜纹理与质地状况，您就知道什么是切肤之痛了！

有专家提出，未来 20 年，胃癌、肝癌、肺癌将成为国人致命的三大疾病。这并非耸人听闻。山东某地千米深井排污地下，未来 100 年可能都不会有干净的地下水，入口甘冽的井水成为一个并不遥远的传说；这一代人走进历史，让我们的子孙后代情何以堪！媒体访问河南癌症村的村民，"受污土地种出来的小麦，你们自己怎么吃？"村民笑呵呵地说："我们自己不吃，都卖给你们吃了！"面对污染，我们每个人都无法置身事外；面对污染，无论怎样积极地养生与治疗，都无法真正解决健康问题。

在长年的养生保健工作中，从国内传统养生理念到国外自然疗法等多方面，我们一直处于不间断的学习、践行之中。很偶然地，我们从虹膜检测这一小小窗口发现并记录了这些信息。食品与环境问题关乎国运民生，这些问题从来没有像现在这样近地摆在我们面前。我们常常很矛盾，在这一巨大的问题面前，我们是在角落里埋头救人，救一个算一个呢，还是大声疾呼，让更有力量的机构来重视并下力改善呢？

所谓"触目惊心"，意正于此。

本书的编纂人徐秀明先生，是一个埋头做事，偏执一根筋儿的偏人。

为他整理这些痛心疾首的文字和图片，是一项艰难的工作。

他不想筛掉他字里行间流露的坏情绪，让这本既非学术论著亦非休闲读物的书，怎么也"悦"读不起来。

这是一本介绍健康美容调养的书，却渐渐偏离于警示，那么就以警示的面目出现吧——真的吓着您了，您也就真的受益了！

谨记于此，以为序吧。

全文玉

2013-06-22 于黄岛

3

虹膜学

　　虹膜学是欧洲人百年前发现，是不完整的身体全息学，因西方医学的特有性决定了他们在医学中对虹膜的使用不可能有更大的突破。

　　2000 年春，推销保健品的人们将虹膜及虹膜基础学带入中国。

　　本书作者从事多年健康研究，2000 年将虹膜学与中医学有机地融合为一体，用于临床疾病诊断。辩证依据及更加完善的理疗调养效果对比，在临床使用期间，使我们进一步发现和印证了虹膜诊测在临床使用上的价值，也发现了重大的社会问题：食品污染、环境污染、体寒和诸多错误医疗问题在虹膜信息上都有惊人的表现。为正确反映出这些社会问题，拿出科学的客观的让人口服心服的依据及解决这些问题所导致疾病的方法。本书作者以一人之力 15 年间来往于山东、河北等地多家美容院养生会所、医院理疗科，亲自跟踪临床诊断近两万案例，总结形成了这本以警示为目的的书，教育人们爱惜自然、珍惜生命、远离伤害！

　　15 年间作者奔走于全国各地，是病人的感动和信赖，给了作者支持和力量；是患者的痛苦和泪水，给了作者坚持研究的勇气。本书成稿于 2012 年，两年间样书和教育课件流传于各地民众和各级党政部门手中，引起很大的触动和影响，对医药、科学饮食、健康和环境等领域都产生了积极的社会意义。

目 录

一、真正影响我们健康的原因到底是什么

1、污染：百病之首……………………………………………1

2、食凉或受凉…………………………………………………1

3、气血损伤……………………………………………………1

4、滥用西药……………………………………………………1

5、人为的损伤…………………………………………………1

6、生活规律的破坏……………………………………………2

二、排毒养生为什么会受到人们的重视

1、病从口入……………………………………………………3

2、人体体内到底会有多少毒素及垃圾？……………………4

3、体内的毒素垃圾到底会储存在身体的哪些部位？…………5

4、人体体内的垃圾和毒素是怎样产生的？…………………5

5、什么是体内垃圾？…………………………………………6

6、怎样正确对待疾病？………………………………………6

7、宿便是毒素的仓库，毒素是万病之根源…………………7

8、宿便会引起身体反复恶性循环中毒………………………7

9、图解：清洁肠道后从体内排出的陈旧宿便………………9

三、美容养生的临床应用

1、诊断…………………………………12

2、调治…………………………………12

四、虹膜学与临床诊断应用

1、什么是虹膜学？………………………14

2、虹膜影像与疾病………………………15

3、根据虹膜显现分析判断身体健康问题……16

4、虹膜区域与脏腑的对应关系……………26

5、临床导致疾病病例与诊断………………36

五、正确理解运用健康与自然的关系

1、自然学与生命…………………………81

2、中医病理与自然………………………85

3、六气与健康……………………………95

4、七情与美容……………………………98

六、罐诊、罐疗及背部全息学在临床的运用

1、背部全息学布罐方法……………………104

2、后背全息气血问题反映分析……………109

3、十二罐及罐印各部位……………………114

4、数术罐疗法……………………………123

5、理疗布罐注意事项………………………127

七、运用中医的形、体、面综合诊断

1、全身望诊……………………………128

2、局部望诊……………………………129

3、望排出物……………………………133

4、望舌…………………………………134

5、望形体………………………………136

八、临床调理身体运用的自然疗法

1、清肠排毒及临床问解………………150

2、通过物理学手段对症理疗与食疗相结合…………158

九、健康效果对比

1、形体前后变化对比…………………203

2、虹膜前后变化对比…………………206

十、案例说明与临床感悟

1、脑肿瘤………………………………213

2、心脏病症……………………………214

3、肝脾胀大与肺气肿…………………215

4、瘀寒症………………………………215

5、胃痉挛………………………………216

6、水肿症………………………………217

7、15 岁女孩…………………………217

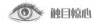

8、不足四周岁女孩·····················218

9、23 岁女孩·························219

10、黄华·······························220

11、17 岁男孩·······················220

12、15 岁女孩·······················222

后 记

致天下父母

一、真正影响我们健康的原因到底是什么

我们到底因什么原因会得千奇百怪的病？我们所得的这些病到底应该用什么样的方式才能从根本上得到解决？从临床多年养生经营中总结，对人体的损伤基本有以下几个方面：

1、污染：百病之首

（1）饮食污染：病从口入，食品污染已经成为社会话题，包括色素、防腐、加味以及改善口感添加的各种辅料，比如更劲道的泡面拉面米粉、更有嚼劲儿的珍珠奶茶，以及色泽更诱人的菜肴、点心等；这些还不包括无良商贩加入食品中的一些有毒有害物质以及清洁剂、消毒剂残留等。

（2）生存环境的污染：水质、空气等大环境引起对自身的污染。马云在亚布力论坛上讲到，未来三大癌症：肺癌（空气污染）、肝癌（水质和食品污染）、胃癌（食品问题）将成为影响国人健康的致命杀手。

2、食凉或受凉

（1）食凉：无论男女老幼，无论体强体弱的人们都在吃凉：如冰淇淋、冷饮及其他冰镇食品。

（2）受凉：空调的过度使用。夏日当做冬日过，冬日当做夏日过。

食凉与受凉给人们造成深层的、内在的气血寒结。虚生寒，寒生瘀，气血瘀结是身体真正致病的根本。

3、气血损伤

过劳、熬夜、纵欲及其他过度透支体力精力对自身气血的破坏。

4、滥用西药

滥用药物。只求一时效果的大量抗生素类药物及其他西药的运用。

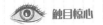

5、人为的损伤

医疗损害。欧洲某权威机构数据，针对心脑血管的分组实验显示：给药治疗组与非药物治疗组平均寿命相等。即给药组心脑血管发病率降低的同时，药物毒副作用导致肝肾疾病，折减了药效对寿命的影响作用。

6、生活规律的破坏

作息规律颠覆，昼夜颠倒。日出而作、日落而息，升阳、伏阴的生物钟失效；换季果菜，颠倒了应季食物春生冬藏对身体的正向作用。

以上论点我会在后续用物证、实事展现给大家看，特别是污染与受凉是我们生命中最大的杀手。

二、排毒养生为什么会受到人们的重视

1、病从口入

排毒能养生是古今人们的共识。当今社会大环境的污染是所有人都能看到听到的。食品污染成了社会顽疾，让人们想起来就揪心的疼痛。日常生活中，我们有意无意地吃进了许许多多不应该吃也不想吃的物质，如保鲜剂、增色增味剂以及其他各种添加剂、农药及化肥成分在食品中的残留物。频繁发生的食品安全问题，总是因为发生在别人身上而被我们漠视，现在我们可以通过检测手段，明白确切地了解自身的污染程度，并且明白体内污染的具体环节、状况和预后处理手段。现代人肢体活动量越来越少，入口食物的加工越来越精细，加上生存压力和情绪困扰，便秘已成为人们普遍存在的现象。万病之源皆于宿便——中国古代医学家孙思邈曾说过"欲长生，肠常清，欲不死，肠无屎"。人们对宿便引起自身中毒学说产生了共识，肠内积聚的大量宿便，几年、几十年中一直紧贴在大肠的肠壁上无法排出体外，这些宿便在体内经过长久腐烂，不断地再次发酵，不断产生新的毒素。这些毒素参与血液与体液大环境的循环和代谢，加重自身组织器官的负担，瘀堵了各组织器官血液的运行，严重刺激恶化组织器官细胞生存的环境，致产生恶变，如癌。医学家指出癌症病因：机体在环境污染、化学污染（化学毒素）、电离辐射、自由基毒素、微生物（细菌、真菌、病毒等）及其代谢毒素、遗传特性、内分泌失衡、免疫功能紊乱等等各种致癌物质、致癌因素的作用下导致身体正常细胞发生癌变的结果，常表现为：局部组织的细胞异常增生而形成的局部肿块。癌症是机体正常细胞在多原因、多阶段与多次突变所引起的一大类疾病。癌症在医学上是无法用任何方式来证明与遗传有关的。癌在解剖字体上为三个口字，一个山字和一个病字，从癌字本身意义上讲就是你比常人多吃了许多不该吃的东西即致癌物质。别人吃一口，你吃三口，满足了口腹之欲，造成体内营养过剩、堆积。得不到有效利用的物质，淤积阻塞身体的部位，就成为癌症的易发部位。

2、人体体内到底会有多少毒素及垃圾？

人体体内到底会有多少毒素及垃圾？这是我们首先应了解的话题。人的身体健康状况与先天父母遗传的体质状况有关，也与后天成长环境、家庭饮食结构、营养摄入等等因素有密切的关系。

一般情况下，较为正常的成年男人体重应为：

A、（身高 –100）×95%= 正常体重（kg）

B、（身高 –100）×100%（骨骼特强者）= 正常体重

骨骼、形体健壮情况不同：如北方蒙古牧民强壮的形体与南方广东江南人弱小的形体，需要区别对待，标准体重外多余的体重均为垃圾、毒素及宿便。

一般情况下，较为正常的成年女人体重为：

A、（身高 –100）×90%= 正常体重（kg）

B、（身高 –100）×95%= 正常体重

其余的为垃圾、毒素及宿便。有许多人因体内存在病因而引起消化系统疾病，对营养物质吸收极差，而引起体重低于标准体重，这种情况下并不代表身体健康状况良好，无垃圾、毒素及宿便。反而，因身体代谢功能差，体内会有更多毒素存在。

一般成年人体内最少储存 3kg 以上宿便！严重者根据体重与身高的比值来计算：如体重 100kg，身高 180cm

则为：100-{（180-100）×95%}=24

体内有 24kg 的垃圾、毒素及宿便。

体内储存多余的脂肪、蛋白质、水分等其他任何物质均为垃圾与毒素。一个正常人的身体，在没有外在病因和其他不良状况下，代谢正常，

排泄通畅，体内是很少会有多余物质存留的。

我烟台师范学院一姓于的学生，原体重108kg，调理后在很短时间内降至75kg。潍坊昌邑于佳惠美容院顾客清洁肠道后，仅一次排出粪便达7.5kg之多。一次排出3~5kg宿便的顾客大有人在，我的许多学生都有亲身经历，对这种情况都不足为奇。所以许多肥胖者，大肚翩翩，肚子里很可能不仅是脂肪，而是一大堆的陈旧的粪便、水湿等物质无法排出体外，说到底是一肚子宿便、垃圾和胀气。

3、体内的毒素垃圾到底会储存在身体的哪些部位？

可以说，在体内的每一部位都可以有毒素与垃圾的储存。它不仅储存在人体肠道中，也可能储存在身体的各组织、器官、骨骼、肌肉中，并会引起各个组织器官的病变，其中包括大脑。成年人体内会有多少毒素与垃圾？

成年人体内都会有3~25kg的毒素和垃圾，有的人甚至会更多。大肠里一般会有1~15kg宿便和垃圾；肝、胆、脾、肾、心会储存0.5~5kg毒素和垃圾，或者更多；其他则储存在各器官、组织、肌肉、骨骼中。

德国有一位医学家，在临床上解剖了280例死者的尸体，其中有240名死者的尸体肠壁上都瘀积着很硬的宿便，发病率为86%以上。

伦敦一名医生解剖了一具死者的尸体，从中取出10kg陈旧的像石头一样的粪便！这位医生已把这些粪便像展品一样陈列起来，以此来警告那些胡吃乱喝的人们，必须时时注意自己的肠道，保持肠道清洁。

我们在多年的清肠理疗临床上，经历了两万例以上的病例，感触极深，顾客会排出各种各样的宿便及各种各样的物质，令人触目惊心。

4、人体体内的垃圾和毒素是怎样产生的？

正如俄国医学诺贝尔奖得主梅锲克夫所说的“大肠积聚的食物腐败后会形成有害物质，引起自身中毒，于是发生疾病和衰老现象。”我们进食食物的同时摄入了许多毒素，其毒素大多来源于：

（1）食物中的防腐剂、添加剂、矿物质及农药、化肥在植物中的残留物质。

（2）化工品的大量使用、辐射、受细菌侵蚀的易腐烂的食物。

（3）不良的生活习惯，如抽烟、喝酒、口服药物、进食高脂肪高胆固醇食物、碳化食品、焦作物食品等。

5、什么是体内垃圾？

除身体所需营养物质外：

（1）身体代谢的产物因无法完全排出体外便存留在体内，多余而无法排泄的蛋白质、脂肪、尿酸、水等等，一切多余而无法现时利用的物质，在体内均称为垃圾。

（2）生存环境的大气污染、水质污染，精神压力过大造成体内代谢产物无法排出体外。几年及几十年都无法排出体外的粪便、食物的残渣在 12~24 小时内不能及时排出体外，均会给身体带来负面影响，都可认为是垃圾及毒素。

6、怎样正确对待疾病？

通过临床上十几年对虹膜的观察、分析、理解，确定疾病的形成与体内毒素、垃圾堆积有直接关系。许多疾病并不可怕，可怕的是人们对疾病的来源没有充分的了解与认识，而且不了解到底应该运用什么样的方法才能从根本上调治它。病来如山倒，病去如抽丝，而真正等到人体组织器官已失去功能，到那时，谁都没有好的、特别快的方法来调治。切不可等到已发现疾病时才想起注意调养身体，木已成舟，为时已晚！这就好像一辆汽车，一万公里时出点问题，汽修师会告诉你是某一部件损坏，你可换件，也可维修一下；如果你开了20万公里的老车开到汽修厂，修理师告诉你汽车某一部件损坏，你千万不要相信，因为整车已经老化，没有一个好件。修理或者换一个部件可能会引起更多部件损坏，从而导致整部车的报废。

我们一辆车子都5千公里做个保养，身体比汽车不知道金贵多少倍！等到人已老，身体不行了，到医院肝痛治肝，胃痛治胃，已没有实际的意义，所以说圣人不治已病治未病，不治已乱治未乱，应懂得怎样才能不得病，怎样才可以提前预防生病。

7、宿便是毒素的仓库，毒素是万病之根源

首先通过图片带领大家认识和了解日常生活中应注意饮食、注意排便。因饮食无节制、生活不规律，会造成身体健康的差异，健康人的肠道图与不健康人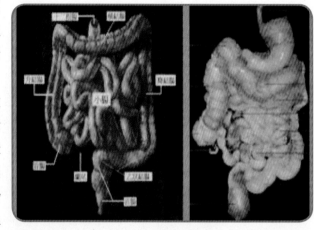的问题肠道图片对比，正常人肠道健康，色泽鲜艳，肠型规则，粗细均匀，蠕动规律、有力，功能健全。身体阴经血液能够经大肠壁、小肠壁、胃、脾回流入五脏，形成循环。健康人肠壁血管因无压迫阻挡，回流畅通，五脏不会因回流气血润养不足而造成功能衰退，影响身体各脏器组织功能。不健康人的肠道，色泽苍白，无规则，大小肠肠壁会因陈旧宿便的压迫而使阴经气血无法回流，肠壁也因无血液润养而色泽苍白，导致肠道蠕动无力，阴经气血无法通过大小肠肠壁回流至胃、五脏，引起上腔脏器组织功能衰退，对身体损伤极大，严重影响内循环代谢及对废物的排泄。

8、宿便会引起身体反复恶性循环中毒

（门静脉图示：毒素的来路和去向）

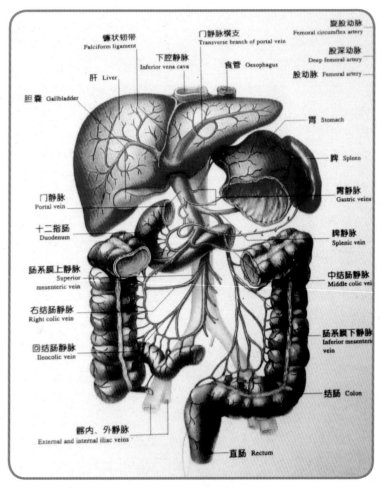

几年或几十年长期存留在大小肠内的宿便，因在肠道内存留时间过长，会不断地再次发酵、变质、腐烂、产生新的有害物质，被身体不断重复吸收进入血液、体液循环系统。污浊的内环境损害脏腑器官并引起其病变，所以身体90%以上的疾病都与肠道有关，因肠道而起。

9、图解：清洁肠道后从体内排出的陈旧宿便

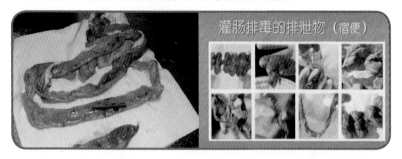

这是一段猪小肠外侧面与内侧面，显示污染食物的矿物质、化工毒素的确会被肠壁吸收存留在肠壁内，并可运行储存到身体各组织器官内。仅生长一百多天的猪，肠壁内就有如此多化工物质借食物进入体内，并且产生的毒素瘀堵在肠壁内。那我们活了几十年的人们的肠道、体内会是什么样的情况，可想而知。陈旧的宿便有的变得像石头一样坚硬，多少不一、大小块不一、形状不一的硬便块；有的客人还会排出特别恶臭黑色的液体。2008 年我在滨州阳信张爱民美容院，目睹一位四十岁左右女士排出 500g 以上又黑又恶臭的液体，令在场人吃惊。不知道这些黑色液体日常是储存在大小肠哪一部位，为什么会多年无法排出体外？还有的客人会排出脓液，有的会排出许多各种颜色的粘滞物，就是中医上所说的痰毒。

便秘的人群特别普遍，有 80% 以上的人群存在不同程度的便秘情况。便秘已经不仅是老年人的常见问题，少年、青年的情况更为普遍。我们遇到临淄三周岁的小孩，一年半来使用开塞露帮助排便。孩子八个月大就开始便秘，平均六至七天大便一次，求治于各大医院无果。人长得很瘦小。经过清肠、调理、食养后，当月体重就增加三斤，第二月增加四斤，身高也增加不少，家人非常高兴和感激。这个孩子的便秘原因可能与非母乳喂养有关，从出生开始就是奶粉喂养。便秘在年轻人中更是普遍，特别是在校大学生、儿童及 35 岁以内的年轻人。一方面，餐饮业食品卫

生问题严重，另一方面休闲食品，也就是垃圾食品吃得太多。休闲食品普遍包装精美、便捷、味美，迎合很多懒散或忙碌的现代人。作息不规律的年轻人经常以零食代替主食，后果就是积累大量垃圾毒素难以排泄。这部分人群身体健康状况差的严重程度，令人十分痛心担忧，这也是我决定写这部书的初衷。

2007年8月间，我在东营市河口张颖店接一顾客，赵国华的儿子，15岁，身高1.5m，体重不足40kg，皮肤黝黑，身体干瘦，常年有病，从小就在迁延治病的过程中长大，免疫力极差，是全班体形最小的学生，愁坏了父母。当时虹膜观察，发现胃、肠道受凉特别严重，肠道宿便聚积特多，肠道变型严重，毒素也特多。气血观察，发现中下焦气血寒瘀严重，通过气血严重不足。

自述：常年有病，经常感冒，无食欲，平均6~7天排一次大便，经常腹部疼痛，常年治病。我们为小孩理疗调理外加科学引导食疗3个月，每次调理都会排出大小不一的黑色陈旧硬便；而且每次排便肚子都会疼的厉害，小孩母亲经常会半夜打来电话咨询解决方法。理疗至第19次时，据他母亲赵国华讲：儿子晚上连续排了约30分钟冰凉的凉气（凉屁），非常令人惊奇，如果不是亲身经历的案例，谁都不会相信会有这种现象产生。这都是小孩从小到大长年食凉的结果，常年治病常年病，但却总是找不出致病原因。

到第二年，孩子身高增至1.6m多，体质免疫力得到了根本上的完全改变，父母特别感激。

2003年一烟台学生，身高有1.60~1.67m之间，体重近108kg。当时我们清肠排毒技术还不完善，方法很初级，她为自己清洁肠道，前十几次时，灌入体内1000ml液体后，仍然没有便意，在做到第18次时，排出了5个又黑又硬的便块及许多小块黑便，三天后晚间突然腹疼难忍，次日早上排出一条一尺多长、两端弯曲的又黑又硬又粗的大便条；之后，三十多天的时间体重就降至75kg。前期身体的糖尿病、高血压、冠心病病症全部消失。

　　各种案例数不胜数。多年来我用心临床，解决了许许多多当今医学无法解决的医学难题，也感受出许许多多人生哲理。如今人们的病不是不好治，是没有找到病的根本原因。这就像一条河，上游污染下游淤塞，根本不可能拥有良好的生态。

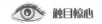

三、美容养生的临床应用

1、诊断

（1）虹膜全息学观察分析运用

运用虹膜技术来观察分析顾客体内、肠道状况，毒素多少及毒素沉落在哪一脏器中，对器官组织损伤的程度，体液酸碱度状况，气血亏损状况，及用其来做调理后体内毒素代谢状况、脏器修护状况的对比。

（2）全息气血罐诊法运用

全息气血罐诊法利用身体全息自然反射原理来判断整体气血状况、各器官组织气血状况、脏器陈旧性受损和气血受损的真正病因、阴阳平衡状况及气血损伤程度。

（3）中医的望诊、形诊、面诊

根据形体的结构、五脏外形的状况来对身体加以健康问题的判断，基本上能找出顾客身体因气血方面真正所得疾病病因及病灶所在。面部是人体内脏的一面镜子，反映了顾客内在气血衰弱程度及各脏器问题之所在，通过对面部各部位的观察，基本上能对内脏各器官健康程度有所判断。

2、调治

（1）自然理疗原理

净化。通过运用纯绿色、无刺激、无损伤、完全可食用成分组合的清肠产品，来帮助肠道内陈旧宿便排出体外，促进体内堆积陈旧的、长久无法排出体外的毒素、垃圾、废物排出体外，净化血液，增加身体的通透性，减轻各脏器负担。

（2）物理理疗

通过物理学手段运用正确的民间常用的罐疗法、灸法、烤电法来对身体的问题部位进行理疗；正确运用中医经络学、气血流向、脏腑之间的关系，在无损伤无负面影响的状况下进行科学的理疗，促进各问题脏器内毒素、垃圾的代谢排泄，促进经脉与经脉间的气血畅通，脏器与脏器间功能的协调，从根本上解决健康问题。

（3）科学引导饮食习惯

身体的健康与否最主要取决于日常饮食是否科学。科学的、随时季、随生长区域的生活方式，吃身体真正需要的食物，根据身体实际状况对症地吃饭，能静下心来养成以五谷杂粮蔬菜水果为食的良好饮食习性，这些才是人们真正能健康活着的根本。醉生梦死、吃一顿饿两顿、专吃一些根本就不应该吃的食物、吃打破常规的生活习性的食物，如果你是这样的生活方式却还去大谈特谈养生，无任何意义。养生得从基本生活开始，做好养生就得引导顾客从基本生活常识做起。

（4）科学搭配饮食，调理气血阴阳平衡

运用饮食调气血阴阳的方法调理身体阴阳的平衡、气血的水平；运用罐诊、形诊来判断顾客阴阳气血平衡状况，是阴虚还是阳虚，是血盛还是气盛，顾客身体到底是哪一器官气盛或气虚及气血亏损程度；运用科学引导饮食调理的方法来调理气血状况及身体阴阳状况。

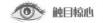

四、虹膜学与临床诊断应用

1、什么是虹膜学？

虹膜学是一门以形态学为基础的新学科，临床上它是透过眼睛虹膜的形、象、色、物来推断身体健康状况和观察身体康复过程的状况。通过虹膜反应的全息现象，可以看出体内各器官的状况，特别是五脏六腑的平衡状况及精、气、神的体现，毒素累积的部位及程度；分析器官组织细胞的损伤情况，甚至先天的遗传弱点都能发现；可观察全身体质、血液洁净程度、免疫功能强弱，身体处在健康还是亚健康或疾病状态……及时告诫人们预防某种疾病的发生，达到预防高于治疗的目的；不需受检者讲出自己身体不适的部位及现象，根据虹膜变化就能测出其身体存在的健康状况及缺陷问题；有经验的虹膜师甚至还能看出受检者的性格和心理障碍。虹膜可显示个人身体的强弱，同时可知由于生活习惯不当而对身体所造成的伤害情况。它也可以显示一个人是否遵守自然规律，过着健康的生活。

虹膜学的原理是：因大脑中枢神经支配自律神经，通过睫状神经就会将身体健康状况全息如实地反映在虹膜上，通过虹膜检测仪，就可在短时间内对全身现有的、潜在的疾病隐患做出准确定位、定性分析，便于对症地拿出理疗、调理、食养方案。懂得人体生理学的人都知道人体静脉血液流向，也就是中医所指阴经气血流向，血液大部分汇聚胞中（女）或膀胱（男），然后经肾、任脉、冲脉向五脏回流；一部分是经大肠、小肠、胃、脾回流，而在大小肠壁上有许许多多细小的静脉血管，它们能络到身体各个器官、组织上，医学上称之为门静脉。门静脉汇聚于肝脏（阴经气血归于肝、肝主目），受中枢神经支配，其内脏、身体状况就会全

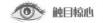触目惊心

14

息地反映在眼球虹膜中。

临床左右两眼所反应的是左右身体各侧的健康状况：

★ 右眼虹膜所反映的是右侧身体健康状况，

　左眼虹膜所反映的是左侧身体健康状况。

★ 女人右侧反映的是遗传父亲体质状况，

　左侧反映的是遗传母亲体质状况。

★ 男人右侧反映的是遗传母亲体质状况，

　左侧反映的是遗传父亲体质状况。

大家知道手有三条阴经、三条阳经；足有三条阴经、三条阳经，而且左右身体经脉是对称的。手足各有六条阴阳经，经脉之间阴阳相连，形成两大循环体，两大循环体相连形成一个完整的大循环，形成生命。将经脉学融入虹膜学中就不难理解以上虹膜反应现象。

虹膜可反映出身体气血状况、体液酸碱度状况。

一个有经验的虹膜观察者，根据顾客虹膜的状况就可以基本上判断出顾客年龄、生活习性、内脏脏器衰弱程度及身体问题所在、问题成因，在临床有理有据的根据顾客身体状况拿出整体调理调养方案，来服务顾客。

2、虹膜影像与疾病

健康人比较正常的虹膜：

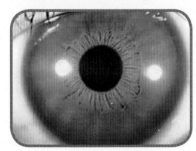 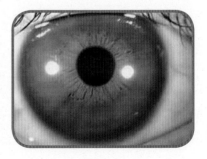

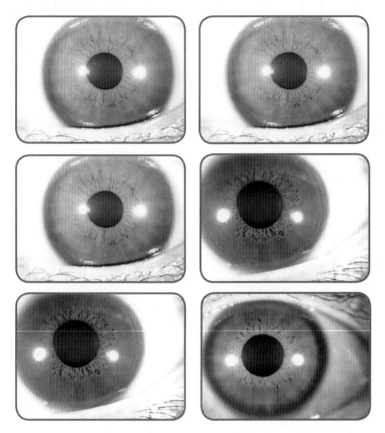

以上的虹膜在临床上是比较健康的虹膜：轮廓清晰、有规则、底色为浅咖啡色，虹膜上没有裂缝、没有坑洞、没有先天的遗传弱点、不显现其它颜色、无黑色斑块，虹膜质地均匀、结实、圆润。

非健康人不正常的虹膜：

不正常的虹膜，临床上的发现可谓形形色色、形状各异。因生活习性不同、病因不同、致病部位不同及病情程度不同而在虹膜上呈现的状况也会完全不同。

3、根据虹膜显现分析判断身体健康问题

根据虹膜所显现的形、色、大小、程度，结合多年临床经验来综合判断身体内在健康状况及某一器官已损伤程度，分析判断到底是什么原因、什么物质存留瘀堵所致的身体健康问题。

（1）形

① 坑洞

虹膜显现坑洞，说明相对应脏器先天功能差，此脏器供血不足或因后天损伤较重引起此脏器血液供养极差。坑洞有开放型和封闭型两种，开放型说明相对应脏器经脉毒素、垃圾瘀堵严重。开放型的还是比较好处理，封闭型坑洞比较难处理，说明此脏器功能陈旧已衰退，经脉陈旧多年，已被毒素、垃圾瘀堵和压迫，血液循环极差，血管壁功能衰退严重，临床可修复但需要的时间长。

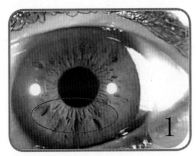

图1：深凹的坑洞：说明相对应器官、组织已严重供不上气血，此脏器基本失去应有的功能。

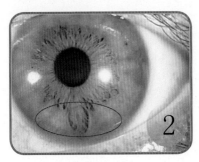

图2：因腹腔损伤，经脉被毒素瘀堵，供血不足形成亏血坑洞。

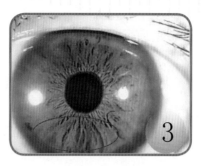

图 3：这是一腹部因生产手术损伤严重所形成的坑洞。

我行于各地，发现有的地区女性剖腹产几率极高，几乎达 60% 以上；但有的地区却很少查到剖腹产。剖腹产对女性身体的损伤肯定是无法估量，无法挽回的，女性剖腹生产对气血的损伤需要用一生来调补，痛苦一生。（多年临床发现小产过的女性对子宫区损伤都很严重，现代女性小产普遍，女性妇科子宫区近几年发病率也极高，实际都与腹腔、子宫损伤有直接关系，提醒女性慎重保护好自己。）

② 斑块

黑色的斑块为矿物质、焦灼物、化工成份、药物、农药化肥、重金属等物质成份，其某些物质中的固体细小颗粒成份被胃肠吸收后，随体液血液的运行会沉着在与身体相对应的脏器中。

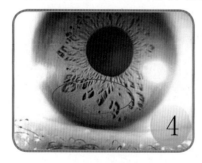 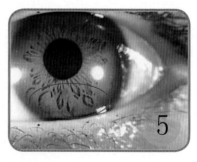

图 4~5：因大量食用烧烤食品造成碳化物、焦灼物物质颗粒沉着在体内的虹膜。

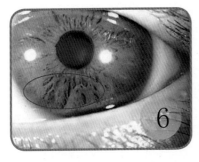

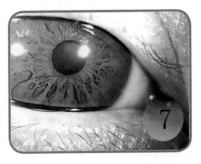

图6~7：这是一位常年偏爱食用小食品的未婚女性顾客的虹膜，机械加工的污染、乱用添加剂的污染，其身体内化工类毒素、铅汞类物质存留非常严重。

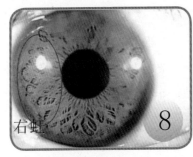

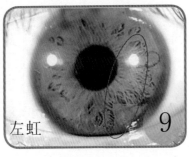

图8~9：这是一位因食用大量垃圾食品，食品的毒素与陈旧的粪便燥结于大肠内，引起大肠升结肠与降结肠区肥大的年轻人的虹膜。

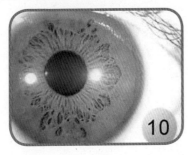

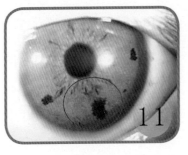

图10：这是一位因常年食用垃圾食品、膨化食品而引起化工毒素、宿便燥结于大小肠褶皱中的虹膜。

图11：这是一位因常年服用西药，药物毒素存留在体内的虹膜。

③ 条纹

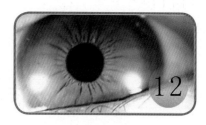

图 12：这是一位胃寒、肠寒、肠道狭窄，严重影响胃肠门静脉气血回流，影响了身体各脏腑、器官、组织的正常功能，导致了各器官都有慢性疾病的顾客的虹膜。

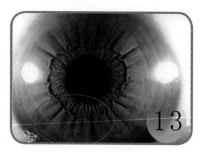

图 13：这是一位食用脂类过多，大小肠、胃寒瘀严重，肠道萎缩，大小肠门静脉瘀结，阴经气血回流困难，已严重影响各脏腑、器官、组织供血的顾客的虹膜；向四周蔓延的条纹临床又称为太阳放射纹、太阳放射沟；条纹表示内脏器官功能衰退，严重供血不足，是身体各器官、组织已有慢性疾病的前兆。

④ 压力环

大脑压力过大，脑部神经过度紧张，称之为精神压力环。压力环越明显，表示大脑压力越大。

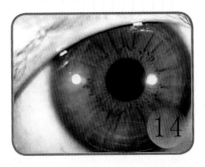

图 14：虹膜外侧淋巴区有一圈浅白色的环，临床称为大脑压力环，此环也表示身体淋巴系统已出现亏血。

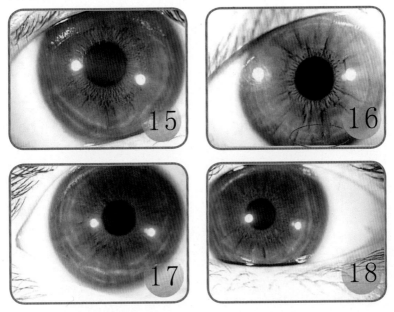

图 15~18：虹膜显现各脏腑、各组织器官已亏血、供血严重不足，淋巴区出现深沟，表示淋巴系统已供血困难。

（2）色

① 黑色

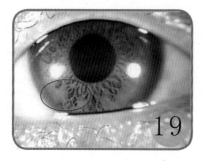 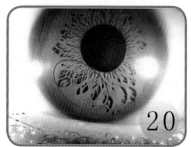

图 19~20：为固体颗粒物质沉着。

② 白色

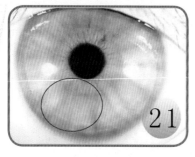 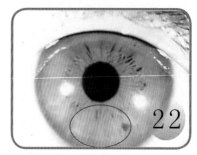

图 21~22：为身体气虚、血虚、亏血严重。

③ 红色

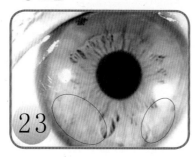 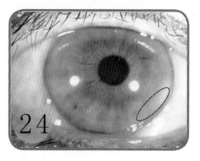

图 23-24：为炎症色，表示该组织器官正在发生炎症。颜色深浅代表炎症程度。深红色表示发炎的、已陈旧的炎症；浅红色表示轻微发炎、正在发生的炎症。

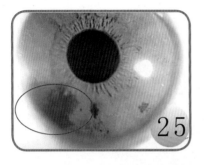 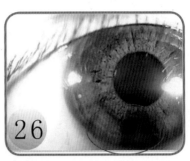

图 25：陈旧的子宫区损伤或膀胱区炎症、阴道炎。

图 26：因小产、生产损伤引起子宫、腹腔炎症。

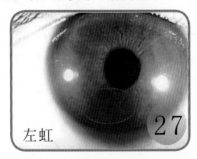

图 27：因小产、生产损伤引起子宫、腹腔及左后肾陈旧性炎症。

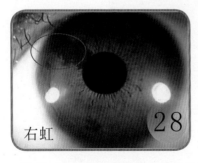 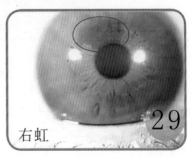

图 28：因升结肠炎症引起右后肩颈陈旧性炎症，疼痛多年。

图 29：肠区炎症引起右后脑区陈旧性脑膜炎。

肠炎会引起脑膜炎,许多脑膜炎的病根就在肠道上。我的这一临床发现是现代医学没有的论点。许多常年头疼的顾客,在医院就是查不出病来,查出来的又根本找不到病根。许许多多的医生接触过我特有的临床及临床方式,很惊奇,脑膜炎能与肠道有关?不可理解,但临床也不难理解,我们通过给顾客正确理疗,科学食疗,调理好许许多多常年头痛的顾客。

④ 青色

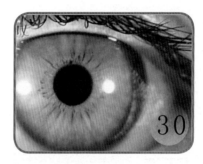

图 30:为寒色,表示体内气血寒瘀过重、积水严重,以前身体受凉严重,并且气血已亏损到一定程度。

⑤ 黄色

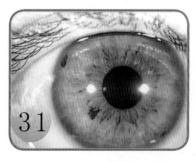

图 31:体内三脂过高,脂肪类、胆固醇类物质在体内储存量过大,酸性体质严重。

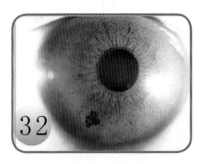

图32：常年吃饭店的顾客的虹膜：黑色颗粒弥漫分布，胆固醇、脂类物质、烧烤类、碳化物弥漫，排泄困难。

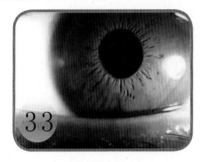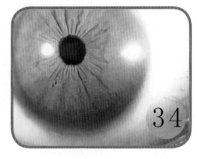

图33：常年爱吃猪头肉的顾客的虹膜，体内脂肪储存特多。

图34：胃环小，胃寒严重，胃肠蠕动力特差，腹部气血寒瘀，引起体内三脂排泄、代谢困难的虹膜。

⑥ 深褐色

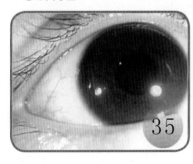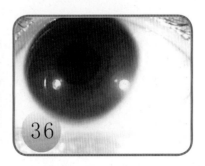

图35~36：身体受空调或冰水侵袭过的虹膜显现。为血凝颜色，表示受凉侵

袭，引起严重的、陈旧的血液凝结。

⑦ 红黄色

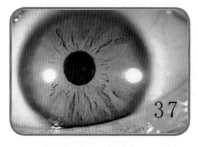 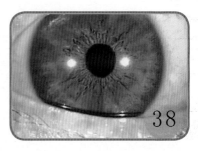

图 37~38：因身体内摄入的脂类物质、胆固醇类物质引起代谢、排泻困难，长期堆积在体内，氧化严重。

临床上还会发现许许多多不同颜色的虹膜，与其工作环境、生活习性和所接触的化学物质等污染密切相关。

4、虹膜区域与脏腑的对应关系

观察虹膜，判断疾病所在的位置是根据下列状况来分析的。将虹膜内外共分七环，如下图，每层环都代表不同脏器、身体不同部位。

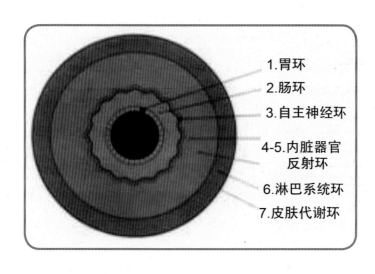

1.胃环

2.肠环

3.自主神经环

4-5.内脏器官
反射环

6.淋巴系统环

7.皮肤代谢环

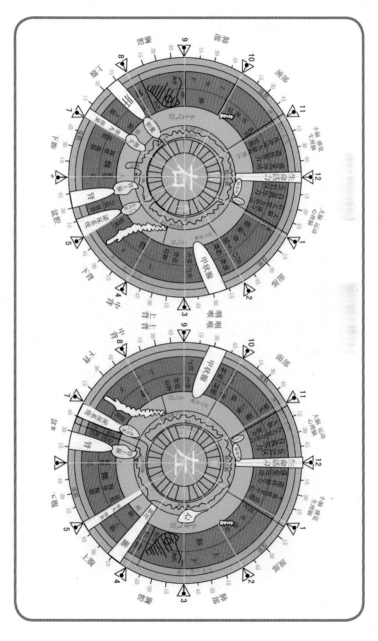

27

（1）胃环

1环是胃环，就是眼睛黑色的瞳孔区，瞳孔越大的人，胃动力就越大，消化力越强，内脏气血供养越充足。胃环大的顾客，先天体质都比较健壮。

这是比较健康的正常人的胃部虹膜显现：

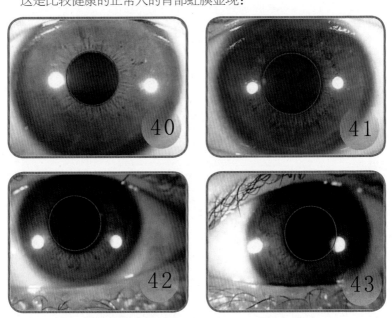

图 40~43 这是正常人的健壮胃的虹膜显现。

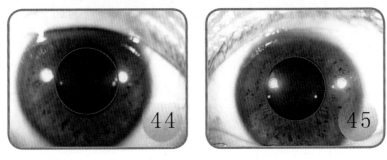

图 44~45：一位未婚年轻人的虹膜，虹膜周边颜色与正常人虹膜周边颜色极不相同，是因身体气血极度受凉侵袭所致。

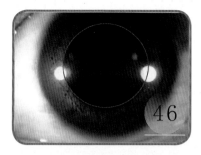 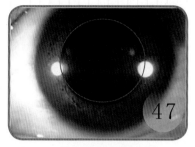

图 46~47：胃动力大、消化力强、身体气血足、很壮的女孩的虹膜，但肠道狭窄，身体对食物营养吸收好，但对粪便排泄非常困难的虹膜显现。

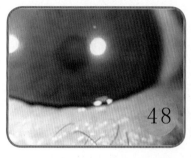 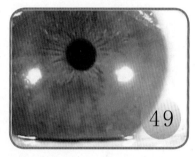

图 48~49：一位 37 岁男性的虹膜，虹膜显示其消化力差、胃动力不足、气血亏虚严重、胃寒严重、体质极差。

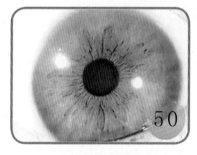 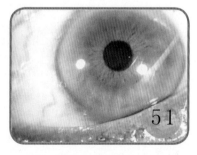

图 50~51：虹膜中胃环的大小表示着人生命力的强弱、胃动力大小及强弱。可将胃环的大小看做是生命的一盏油灯。生活中大家都知道，灯中油足，灯头明亮，火燃充足；灯中无油、油少，灯头微弱、无力或将熄灭。胃环的大小显示生命力也是如此。

（2）肠环

2环是肠环区域，正常人的肠环区域应占整个虹膜的三分之一，位于胃环外明显一环；健康人的肠形区，粗细均匀，轮廓清晰，曲线分明，肠环区域内无任何异色物质存留；肠型过窄会影响排便及体内废物的排泄；肠型过粗大，肠道内废物堆积严重，导致负担过重，影响肠道蠕动。

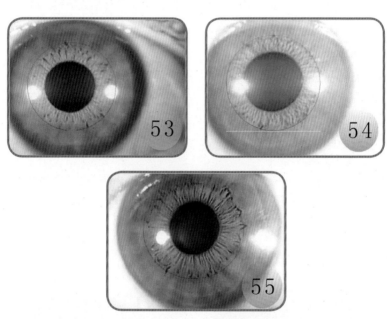

图 53~55：健康虹膜的肠环。

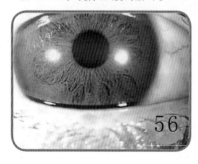
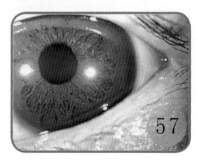

图 56~57：此虹膜显现肠型区粗大、不规则，凸起严重，是典型的因暴饮暴食、不注意排便所造成大小肠内宿便过多、体内毒素堆积严重、肠道负担过重的身体虹膜。

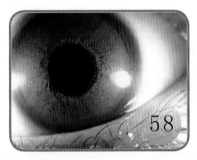

图 58：肠环区规则但狭窄，说明此人大小肠细、狭窄，会产生排便困难现象，右侧小肠区暗红，表明此人有陈旧性肠炎。

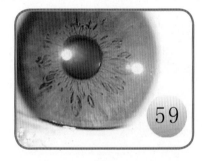
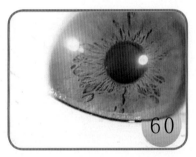

图 59~60：肠环严重不规则、粗细不均、形状各异，说明大小肠损伤严重、变形严重、体内宿便毒素堆积严重。

（3）自主神经环

3 环是自主神经环，紧贴于肠环，它主要是用来分隔肠道与其它器官之间的界沟，也是防止肠道内有害物质及废物侵入肌体的主要屏障。肠壁自主神经是受大脑中枢神经所控制，对身体各器官组织的状况有所反应。自主神经是身体疾病的报警器，自主神经环完整的人对体内疾病会特别敏感，疼痛感强烈，一般身体哪一部位、哪一器官有所不适会被早期发现；而无完整自主神经环的顾客就会对体内疾病不敏感，体内已产生的病症不会被早期发现，如发现疾病时便是疾病的晚期或病变脏器已完全失去功能。

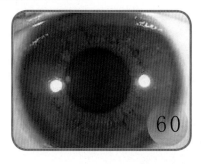 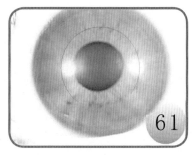

图60~61：自主神经环完整的虹膜：肠壁厚、富有弹性，对肠道内的毒素、垃圾物质有较强的保护、隔离作用，以防大颗粒物质、毒素透入肠壁沉着于相对应脏器里，引起疾病。

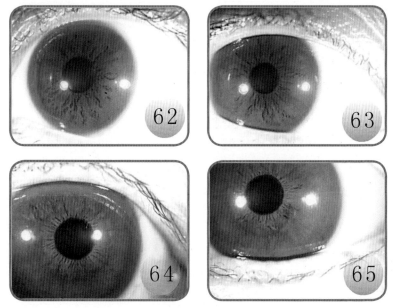

图62~65：自主神经不完整或无自主神经环的虹膜：除自我感觉功能差外，肠壁也薄，无弹性，对肠道内大颗粒物质不能形成隔离保护作用，大颗粒物质、

毒素很容易透过肠壁沉着于身体相对应脏器里，形成疾病。

（4~5）内脏器官反射环

4~5环是内脏器官反射环，此区域代表脏腑器官、组织相对应的部位。

（6）淋巴系统环

6环是淋巴系统环，它是处在内脏器官反射环与皮肤代谢环之间，淋巴系统是身体血液、体液过滤系统，血液中一些大颗粒毒素应由淋巴系统滤出，由肺和肾排出体外。

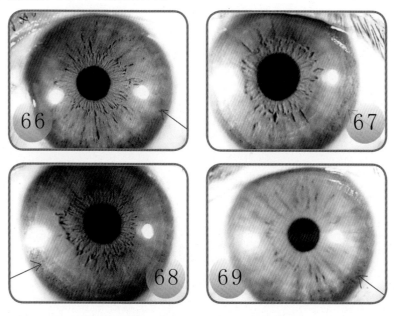

图66~69：这是淋巴系统已被大颗粒物质严重瘀堵的虹膜。

近几年淋巴肿瘤、淋巴癌发病率很高，其发病根本就是饮食污染。有人肠壁健壮，大颗粒物质、污染物不容易被身体吸收，能从肠道直接排出体外；而肠壁不健壮的人，得淋巴肿瘤、淋巴癌几率就高。

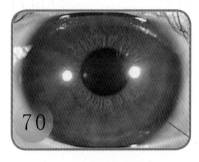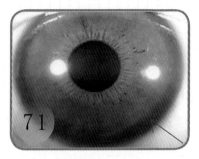

图 70~71：健康的淋巴系统所对应的应是这样的虹膜。

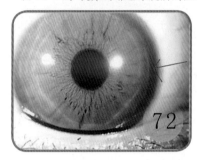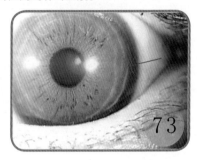

图 72~73：淋巴区状况也反映大脑皮层供血状况。

（7）皮肤代谢环

7环是皮肤代谢环，是虹膜最外环。皮肤是内脏废物排泄的重要渠道，这一环也叫钠环，也是体内钠容易沉着堆积的部位。钠——氯化钠，就是我们日常食用的盐，钠在体内随血液流动至毛细血管端，因气血不足、推力不足、体液 ph 值过大，导致钠颗粒堆积在毛细血管端，留存在人体皮肤表皮，形成一层钠垢。钠垢严重的顾客其皮肤排汗、排皮脂功能都很虚弱。

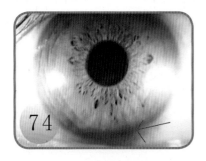

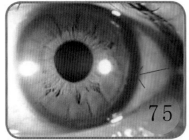

图 74~75：皮肤堆积钠过重的顾客的虹膜。

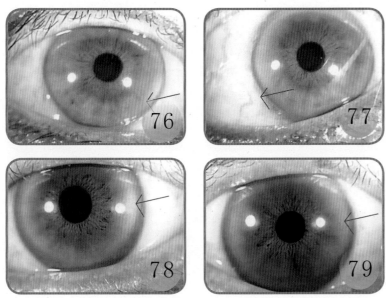

图 76~79：皮肤严重亏血的顾客的虹膜。

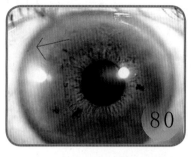 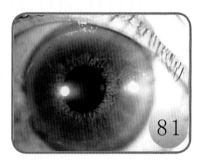

图 80~81：高血压患者虹膜显现。

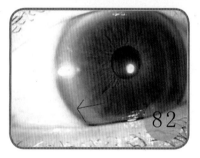 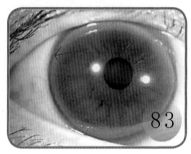

图 82~83：低血压患者的虹膜显现。

皮肤严重亏血的顾客，会有血压方面的问题（高血压或低血压），阳盛气结于上焦的顾客一般会有高血压方面的病症，阴盛阳虚的顾客一般会存在低血压方面病症，临床上需要根据虹膜显现、形体、气血阴阳状况加以正确判断。高血压或低血压多年来一直是医学上无法突破的难以根治的顽固疾病，现代医学日常只是用药控制，但我们在多年临床保健调理中，在辨症对症、不吃药、不打针、不手术、不损伤的基础上，完全运用物理疗法，科学引导饮食的方法确实调理好了许许多多有血压问题的顾客。

5、临床导致疾病病例与诊断

（1）万病之源皆于宿便、体内毒素堆积。

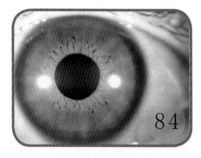

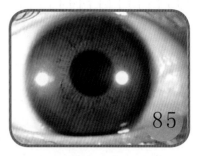

图 84：健康人正常的虹膜。这是一位四十多岁中年女性的虹膜：胃型规则、胃壁完整、肠型粗细均匀、肠区内无过多毒素存留、虹膜底色细，但虹膜底色略浅黄，是气血呈虚的症状，这是在同龄人群中较少见的健康虹膜。

图 85：这是一位青年人的虹膜：肠型完整、肠区内无大毒素块，肠壁有小量黑色毒素沉着点；虹膜底色接近健康色。众所周知，在整个社会大环境污染状况下，身体被化工金属污染在所难免。这已经是很不错的年轻人的虹膜了，但因为食盐量过大，皮肤中的钠物质沉着过重。

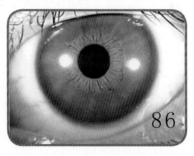

图 86：这是山东邹城市一位六十岁女性的虹膜，大型企业业主，有信仰，生活平淡，日常很注重养生保健，虽肠型不规则，但体内基本没有毒素残留伤害内脏器官，气血显现也较充足。

下面是不健康人的问题虹膜：

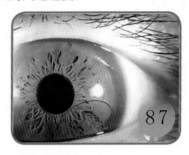

图87：这是一位山东诸城在银行系统工作的李女士的虹膜，虹膜脾尾区有坑洞，且坑洞内有黑色颗粒残留，后查其母亲及妹妹的虹膜发现，三人均在虹膜脾尾反映区有坑洞，据她本人说，她的姥姥、母亲及她均有糖尿病。由此可见，这是家族遗传导致先天脾脏功能弱的虹膜。

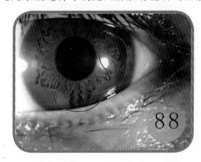 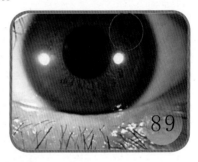

图88：这是一位年轻顾客的虹膜，先天肠壁较厚，身体基础好，但食用垃圾食品过多，毒素堆积、燥结大小肠内，腹腔损伤严重，毒素沉积在腹部、左肺叶、左乳房下侧乳腺内，且毒素压迫后腰椎较重。

图89：这是一位肩颈疼痛十八年的男性顾客虹膜，据他本人讲，他在全国各地医院治疗了十八年，越治越重，非常痛苦。虹膜显示颈椎处、肩颈处有大块毒素堆积，严重压迫瘀堵颈椎肩颈处血管。临床上祛除不掉这些瘀堵的毒素，是永远不会根治好他的肩颈疼痛的，而利用现代医学认识、治疗方法，是根本不可能检查出病因，治疗好他的疾病的。

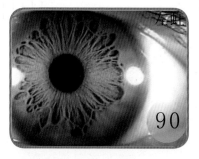

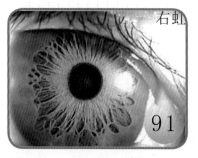

图90~91：这是山东莱阳市一位男性顾客的虹膜：胃动力不足、肠型肥大、体内存留毒素特多，已严重压迫、侵入身体各器官。

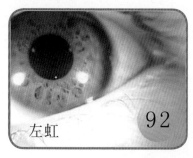

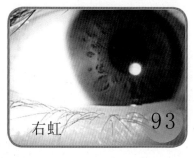

图92~93：这是一个特殊案例，山东莱西市一个六周岁儿童，因从小食用了大量垃圾食品造成酸性体质，体内存留大量毒素，严重压迫损伤身体各脏器。

小孩右虹膜显示，其右肾及肝部受损严重。无知害人，当时告知其母亲千万不要再给小孩吃垃圾食品，其母亲讲："我们从来不给孩子吃垃圾食品，吃的都是从超市里买来的。"令人哭笑不得。

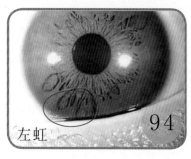

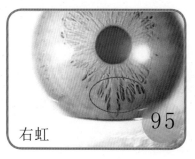

图94~95：这是河北沧州衡水陈炜店一个姓胡的男孩的虹膜，12岁，因食用大量的垃圾食品导致大量颗粒类固体毒素物质瘀堵在身体小腹区、后肾区，引起身体经常起荨麻疹，多处查体治疗就是找不到病因。

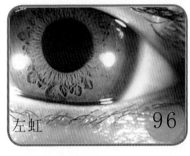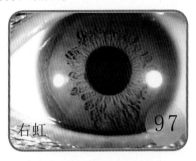

图96：这是一位青年女性的左侧虹膜，虹膜显示其肠型基础很好，但胃壁损伤严重，体内颗粒类物质毒素堆积严重。据她本人讲，自己已工作三年，三年中过多地食用方便面等食品，造成化工金属污染严重，增加了肾和泌尿系统的负担。

图97：这是一个青年人身体的右侧虹膜，虹膜显示其淋巴系统虚弱，是污染物造成淤堵所致，从而导致腹腔排泄区负担过大。

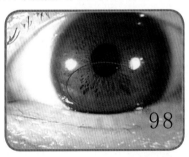

图98：这是一位中年女性的虹膜，虹膜显示升结肠区、右侧小肠区毒素宿便过多；后下腰椎骨处虚弱，有毒素堆积；右侧卵巢区因毒素淤堵形成囊结；右侧胸腔乳腺淤堵，有大的增生块；淋巴环呈灰蓝色，说明金属工业、化工物已污染了身体；钠成份堆积严重，其致病原因是体内堆积垃圾、毒素，造成瘀堵所致。

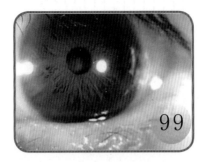

图 99：这是一位五十多岁中老年女性的虹膜，胃环小，显示胃动力不足，消化力差；皮肤环及淋巴环灰白无色，说明气血严重不足；皮肤及淋巴已严重亏血；肠型严重不规则，蠕动无力，肠道内宿便过多，堆积毒素过多；虹膜底色深褐，说明全身气血受凉。

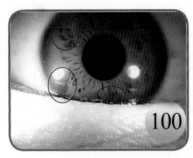

图 100：这是一位女性青年的右侧虹膜，虹膜显示右侧颈椎区凹陷，有毒素沉着，这表示颈椎区先天虚弱；肝区有药物沉着；胸腔乳房下侧有囊结；肾区有毒素瘀堵。

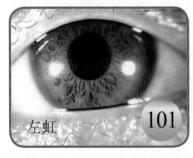

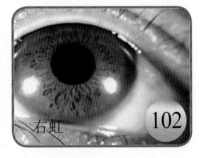

图 101~ 饮食较清淡，不喜食用高脂高胆固醇食物，日常不乱食垃圾食品，

但体内毒素特多！其原因是：烧菜时总习惯把食用油烧至冒青烟后再炒菜，导致食用油碳化，碳化物大量堆积淤堵于体内。

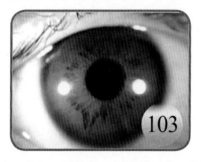

图103：这是其十三岁儿子的虹膜，虹膜形状一样，造成身体问题的原因也基本一样，因家庭饮食结构一样。

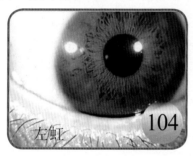

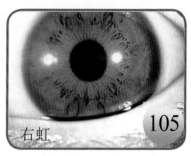

图104~105：这是一位年轻女性的左右虹膜，虹膜显现大小肠皱褶中堆积了许多陈旧粪便及毒素。

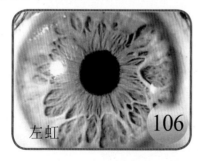

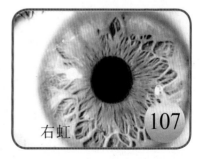

图106~107：这是山东安丘一位中年男性顾客的虹膜，体内毒素堆积非常严重，是到目前为止十几年的虹膜临床中发现体内毒素堆积最严重的一个案例。

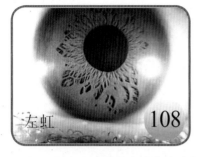
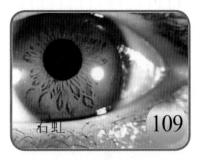

图108~109：这是山东潍坊昌乐的一位二十七岁年轻男性的虹膜，因常年喜食烧烤肉食类食物导致碳化物质存留瘀堵于内脏所致。

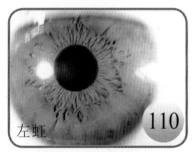
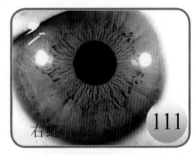

图110~111：这是一位年轻女性的左右虹膜，因常年食用垃圾食品导致小肠、大肠皱褶毒素压迫严重，淋巴毒素瘀堵严重。

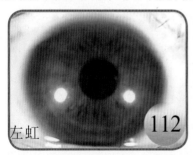
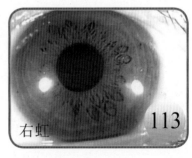

图112~113：这是一位化工类毒素瘀堵者的虹膜。

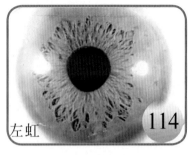
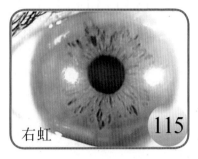

图 114~115：这是一位年轻女性的左右虹膜，因常年食用垃圾食品，导致宿便、毒素燥结于大小肠内。其左虹膜显现左侧身体、内脏及各器官、组织毒素压迫严重。

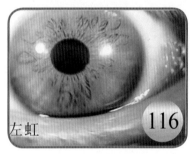
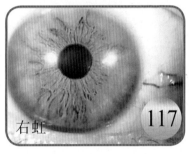

图 116~117：这是河北沧州肃宁伊丽沙美容院一位四十五岁女性顾客的左右虹膜，从二十多岁起就开始便秘，特别严重。

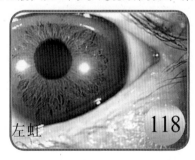
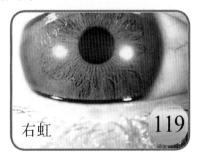

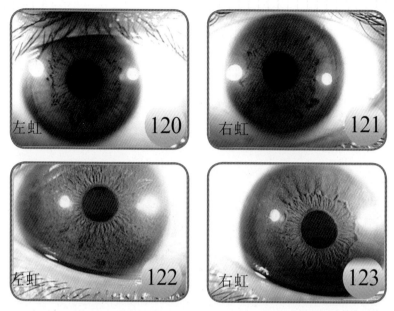

图118~123：如上虹膜显现肠道内宿便瘀堵严重，导致体内胆固醇类物质堆积严重。

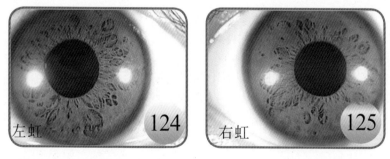

图124~125：这是一位二十多岁女孩的左右虹膜，虹膜显示为先天体质强健，后天因大量食用垃圾食品，导致腹部子宫区损伤，造成大量颗粒毒素瘀堵于内脏，损伤腹部区、肝胆区、右胸区。

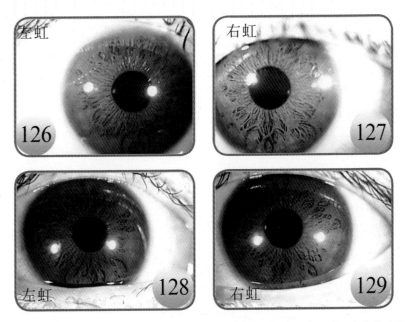

图 126-129：从如上虹膜案例，我们可以得出一个结论：万病之源皆从宿便开始。要调理好身体，首先从宿便开始，不消除宿便就能使人身体健康纯属枉然。近几年世界上许多国家意识到宿便对健康的危害，纷纷开设洗肠、洗肾、洗肺医疗服务。世纪老人宋美龄长寿秘诀就是每日洗澡前清肠一次；如戴安娜、麦当娜等人也是通过清洗肠道来获得健康的；印度人、地中海人至今还有每月清洗肠道的习俗。中国道家闭谷其实也是清肠排毒，清肠排毒近几年逐步被国人理解接受，但是片面的理解和过分强调，也很容易误导了人们对这一新生事物的理解。

（2）万病之源皆于寒

正常健康人的虹膜（前面有案例），色泽鲜艳，底色细腻或浅亮，规则有明显的轮廓，而受过寒袭或凉击的身体虹膜显现完全不是这样。

以下是各种受寒袭或凉击的人的虹膜。

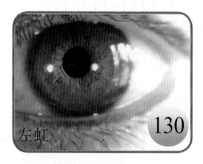

图130：虹膜：整体虹膜色较暗灰，左侧小肠区灰白，如冰霜之色；降结肠区底色暗红，说明这位顾客降结肠区陈旧宿便压迫瘀堵，导致日常便秘很严重；小肠区灰白是因胃热、体热时突然进食凉食、凉饮，其寒凉之气侵袭滞留胃、小肠及大肠所致；表色灰白说明大肠区也受寒侵袭，引起大肠蠕动缓慢，便秘加重。

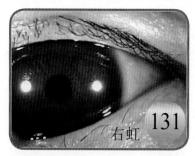

图131：此右侧虹膜显现：整体显暗灰色，胃动力环区小，胃区显微蓝紫色，说明这位顾客胃动力严重不足、胃寒严重；全身气血寒症，气血瘀结，这种身体状况一般是于内食凉而伤肠胃，于外夏日吹空调或受凉水击、寒袭入内所致。

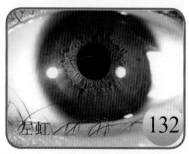

图132：虹膜显现：这是一位典型胃肠受凉击引起便秘的顾客的虹膜。虹膜

的左侧降结肠上乙状结肠区、降结肠区、直肠区色泽底色暗红，浅表灰白；右侧小肠反射区亮灰白，如受霜击状，其亮灰色透过肠区至内脏反射区，说明此顾客食凉严重，胃、小肠、大肠受凉击特别严重，其冰凉之气已侵袭五脏六腑，导致肠道蠕动无力，便秘严重（寒气已侵袭左侧身体前胸后背脏器）。

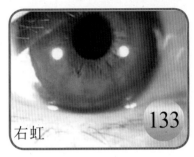

图133：虹膜显现：左侧小肠区灰白，表示小肠受凉侵袭后，凉寒之气侵袭滞留胃、大小肠内，引起气血循环差，小肠吸收功能不足；升肠区底色红暗，表色灰白，表示升结肠负担过大、便秘、有炎症；表色灰白，表示右侧寒气已侵入大肠，大肠炎症是气血不足引起的溃疡症。

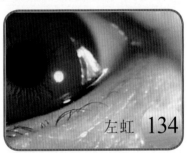

图134：显现：此人食凉，寒气侵袭胃肠，致使肠道蠕动无力，便秘严重；外因是吹空调或凉击而引起全身气血寒瘀。

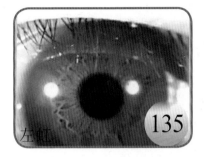
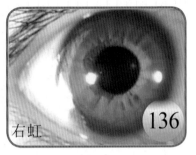

图135~136虹膜显现：食凉过重，冰凉之寒气侵袭腑腔并伤及内脏引起便秘。

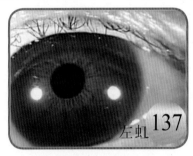

图137：虹膜显现：虹膜整体色泽暗，深咖啡色。表明此人外受凉空调凉袭或饮冰凉之水所致，因寒引起全身气血瘀结。

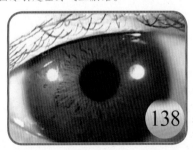

图138：山东滨州阳信一位女性的虹膜，其身体状况为，四年多时间里，每日七到十几次大便，给生活带来极大不便，非常痛苦。多次求治于滨州、北京的医院，诊断为胃炎、胃萎缩，求治于中西医治疗，无果。我们通过虹膜诊断为左侧小肠受寒袭而引起小肠血液循环差。在阳信四天，为其理疗两次，结合食疗，这四天每日均大便一次，达到了正常的状况。

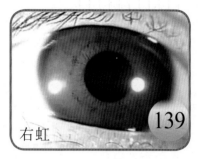

图139：这是一位年轻人的虹膜，虹膜很有特点，虹膜左右各占一半表现出不同颜色，虹膜其它方面显现正常，很可能因仰卧睡在冰凉之处，寒击背部所致气血瘀结。

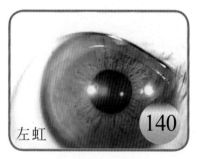

图140：左侧降结肠受凉严重导致前胸面受凉，气血瘀结。

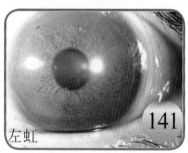

图141：这是河北沧州盐山菡萏美容院一位刘女士的左眼虹膜，虹膜显示因胃、左降结肠陈旧性、严重受凉，寒凉严重侵袭身体左侧脾脏、小腹及左乳房，造成左侧前胸腹区严重气血寒结，导致脂类物质瘀结于前胸部。

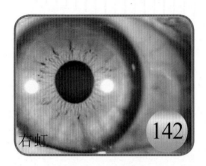

图142~145：这组虹膜是我德州市一名学生的大哥的，此人当时患有尿毒症。得病原因是因体力劳动一天后，晚上睡在地上，肾气虚时受凉湿之气侵袭致病，治疗已花费三十多万，后理疗配合食疗已痊愈。

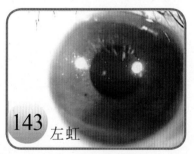

图143：因寒伤胃，胃寒侵袭身体左侧降结肠、小腹区，导致左侧腹腔、脑部气血寒结，常年不适，常年查病，就是查不出病因。

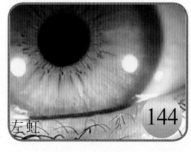 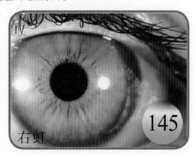

图144~145：虹膜显现：大小肠区底色暗，表色浅黄，说明肠道内宿便过多，内脐腔脂类物质排泄困难；内脏区及其它脏腑区现青白色，青，说明寒湿过大、水大，白，说明脏腑、器官、组织亏血严重，腹部前胸、后背严重亏血；肠区毒

素过多，代谢功能差，五脏、小腹湿寒严重，发展至尿毒症。

以上不同的虹膜状况，反映不同身体健康情况。

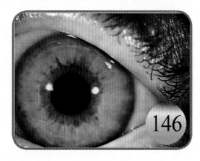

图146：这种色泽的虹膜说明体内有极其深层的、陈旧的寒凉之气瘀结于内脏某一处，影响整个身体脏器机能，导致身体严重亏血；大小肠区受凉严重，虹膜显示有陈旧的慢性肠炎、便无力、便秘。

以上的虹膜显示，万病之源皆于宿便，万病之源皆于寒。因身体受寒，或哪一部位受寒、或某一侧身体受寒，都会引起许多现代医学无法诊察的疾病，更谈不上治疗。13年的调养经验，两万以上的病例，在临床上真可谓只有听不到的，没有看不到的。

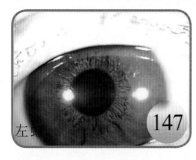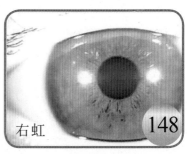

图147~148：这是一位中年女性顾客的左右两侧虹膜。按常理，每个人左右两侧虹膜的底色都是一致的，但这一顾客左右虹膜底色却完全不一样。根据年龄，右侧虹膜底色较为健康，从色泽、形状、物上判断，其身体基本没有太大实际病症。但其左侧虹膜底色与右侧虹膜底色大不相同，暗紫、凹凸、黑色斑块，根据左膜形、色、物基本上可判断为：

（1）左侧身体受凉侵袭，造成气血寒凝，阻碍气血运行。

（2）妇科手术创伤，损伤了子宫及其它附件，影响了肾及肾的排泄、代谢功能及附件的排泄、代谢功能。

（3）脂类物质因1-2的原因，导致脂肪类物质大量堆积左侧体内。据本人讲她常年左侧腰部疼痛，查不出原因。

健康人的身体应呈现形体均匀、肌肉富有韧性弹力、肤色红润。健康人冬天不会感到太寒冷，夏天不会感到太酷热。

据我观察，绝大多数现代人冬天穿再多棉衣都感到冷，这是体内寒湿严重、积水严重的原故。夏天在空调下仍感觉热的人，也是因为内寒造成寒气凝结严重，表热无法宣泄所致。大量案例告诉我们，内脏受凉受寒会导致：夏天因陈旧寒瘀聚积于内，天热会加剧内表气血宣发不畅，热积于表而无法排泄，是身体更觉闷热的根本原因。冬天因陈旧寒瘀聚积于内，有寒必有湿，有湿必有水，而这些居于内脏或某一器官的水，完全不同于我们日常饮用的水——很容易排泄出体外，它会滞留在体内器官中陪伴人的一生。冬天因外寒加之体内水大、寒大，所以更加重了身体的寒意。许多肾虚的人，冬天肾会更虚，肾虚必然引起膀胱虚，膀胱虚必然引起排尿困难，尿排不出会增加体内水份，体内水份越多寒意就会越大，再加外寒会使人感到更加寒冷。冬季养肾，需温补，这个道理大家都知道，但为什么要养肾补肾，道理所在但很少人明白。一株植物，生命之本来源于一粒种子，人的生命之本来源于肾，这就是中医上所讲的：肾是生命之本。人体如自然，寒冬农民知道保持地温，因为大地水份大，地表会结冰很厚，伤及万物种子，来年很难苏醒发芽生长，人体也是如此。在《中医养生美容》一书中讲过四时天象与脏腑之间关系的有关知识：夏养为疏，注意疏泄，夏季是治疗寒病的最好时节，也是调治心脏病、心血管疾病的好季节。夏季天气炎热，雨水大，大地一年所存留的垃圾、灰尘能被夏季雨水冲洗干净，大地焕然一新；而人如自然一样，炎热，身体排汗增大，大量饮水，增加了体内体液循环，加大了体内废物排泄，将身内瘀堵在血管、心血管、组织、器官中的废物排出体外。而现代人恰恰相反，夏季食凉饮凉普遍，加重了内寒，空调温度低了再低，内凉外凉年复一年，使人们内寒病随年龄增加、气血减退、严重居于内脏，病症会一年比一年严重。

2008年夏，《半岛都市报》曾有这样一篇报道：一位男性因吹一夜风扇，第二天全身僵硬，动弹不得，只有双眼眼珠能转动。

2007年夏，我在山东泰安张凤女士美容院接诊一位三十多岁男性顾客，形体、骨架强壮，但全身僵硬，行走困难，臀部后凸严重，求治于多家医院无果，是一个很典型的内虚、外受风湿侵袭腠理（肌肤）及内脏到骨的病例，据他本人讲：常年居住在楼底又暗又潮湿的杂物储存间里，夏日闷热难忍整晚都要空调吹才能睡觉，以前性生活又过多，这些都是他得病的真正原因。寒袭害死人，受寒是全社会人们普遍存在的问题，图一时痛快，留下一生都无法调理好的病症。

内寒已成为社会人们普遍存在的现象，无论老幼，无论身体强弱。不知道身体因什么原因内热，也不管身体是否承受得了，一味胡吃乱吃。我们在养生学教育第一线，接触无数顾客，感触深刻。可以说，现代人看似个个绝顶聪明，殊不知，脑筋不打弯的人很多很多，生活中简单得无法再简单的道理都想不通。

身体是需要能量来补充生命活力的，凉和寒的东西会消耗身体的能量。身体内脏是温热的，在遇到强寒刺激时，内脏器官温度会急速下降，严重影响组织器官气血运行。气血不足的人，寒气会沉落在虚弱的组织器官内，因寒造成血瘀，滞留在相应脏器内，一生都无法排泄出来。

道理很简单，我们大家见到过制做豆腐或制做豆脑的过程，豆腐豆脑成份是蛋白质，加工过程中加热原浆是液体状，但受凉冷却后它就会变硬成固体状，就是豆腐或豆脑；人体血液的主要成份也是蛋白质[血红蛋白]，血在受凉后自然也会形成固体状——瘀血，这些瘀血是很难被重新分解、利用的。身体最怕寒气落入内脏深处。现在冰糕、冰镇饮料、吃凉、吹空调、无任何理论依据地提倡冬泳、电视既无知又极度不负责任地鼓吹吃凉、受凉，其不知会害死多少人。

现在，食凉已成为老幼人们追求的时尚，人人敢吃凉，其不知这些违背大自然的东西，正是人们健康的最大杀手。因工作关系，我长年接触社会各行各业的人群，发现身体不可食凉、不可受凉这个再简单不过的自然道理人们普遍不懂，就是那些常年给人看病的医生们绝大多数也不懂这个道理。2011 年冬，在河北某一医院美容科，我接诊一位年纪较大的医生，虹膜及气血显现其胃寒肠寒极其严重，当时我把不可再食凉的道理讲给她听，她听后说她前几日刚批发了两大盒冰糕放在家里冰柜中，以备每日食用。幸亏遇见我，讲给她这些道理，不然的话，她还在家饱她不该饱的口福。

没有融入自然的心态，不可能拥有顺应自然的健康。

（3）药物毒素储留

西药临床效果来得快，但药物的副作用会对身体影响多久？实验证明，很多药物成份有可能着落在内脏器官与组织中，会对身体形成永久的损伤，特别是西药成份。

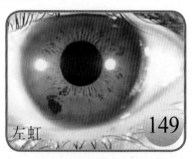

图 149：这是一个因子宫、尿道、阴道损伤等病症原因，服用和外用药物治疗后药物毒素残留体内的人的虹膜。

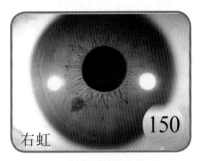

图150：本院员工的虹膜，脾头有陈旧药物毒素压迫，小时候因爷爷公费医疗，从小身体一有不适就吃药。

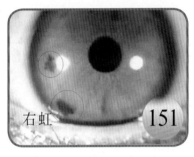

图151：这是药物毒素残留在右侧胸部乳房区部位及淋巴系统内、脑顶部脑血管内的虹膜。

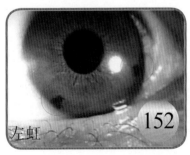

图152：这是药物毒素残留在泌尿系统及左侧乳房淋巴内的虹膜。

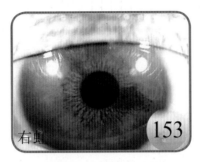

图153：本院顾客刘女士的虹膜，三十多岁，已两年多无经血，多处治疗无果，来本院对症理疗三次解决了两年无法治疗的病症。因常年吃药，导致药物的成份残留在右侧小肠内，药物成份已透过肠壁，伤及右侧背部胸椎管中并堆积压迫右后脑血管中。

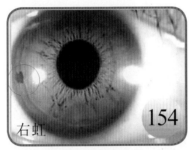

图154：这是药物的成分残留在右侧乳房部位、淋巴内的人的虹膜。

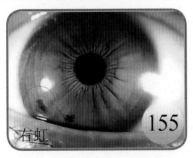

图155：这个虹膜显示药物成分残留在右侧盆腔和肝脏内。

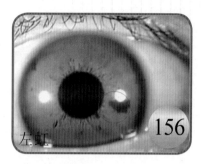

图156：这是一位山东诸城原东方审美美容院客人的虹膜，左侧乳腺有大块药物毒素沉着，为其9岁女儿查体时发现，左侧乳房与母亲相同部位也有同样空洞，比较虚弱。说明这属于遗传因素、先天部位功能不足，加上日常食用药物致其毒素堆积在左乳腺中。

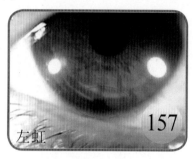

图157：这是典型的药物毒素沉留在左侧肾脏内无法代谢、排出体外的人的虹膜。

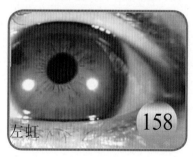

图158：虹膜显示药物毒素沉留在左侧甲状腺内无法排泄。

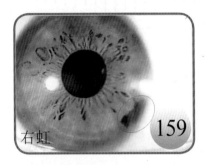

图 159：这是山东潍坊昌邑于佳惠养生馆（东方审美）一位女性顾客的虹膜，右后腰椎处皮肤及淋巴有大块药物毒素堆积，自述后腰椎损伤治疗过。

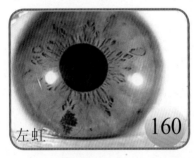

图 160：虹膜显示，这位女性顾客子宫区损伤有毒素压迫、卵巢区有毒素压迫，她因此而感到阴道不适，而且又因为多年服用许多不对症的药物，药物毒素堆积于阴道内。

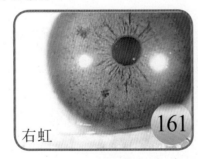
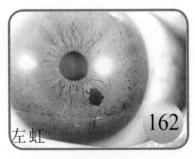

图 161~162：左虹膜显示左侧睾丸部位有大块药物毒素沉着，弥漫性药物毒素分布。医院诊断为左侧膀胱区有癌变病灶。

这是河北沧州仁丘张红星美容院一位特殊中年男性顾客的虹膜，得病十三年，求治于北京各大医院十三年，检查、手术、吃药、用药十三年。2011 年 11 月接诊，其家属及本人对身体病症完全绝望。其虹膜观察显现也是我十几年临床遇到的情况非常严重的顾客。当时我没有为其理疗，只介绍了保守调理方法，即回家后进行食疗及日常生活中几个方面的注意事项。仅调理两个月后，多年的失眠状况明显好转，每晚睡眠由 1 小时左右恢复至 6 小时以上。精神状况亦大为改善。根据虹膜观察及全身气血观察，其得病成因为胃寒、肠寒，引起肠胃气血寒瘀、肠胃蠕动无力，肠道内宿便燥结严重；因家中开饭店，常年应酬，垃圾物质及宿便严重堆积于体内；最根本的是十三年治疗一直不对症，吃药打针，导致大量的药物毒素堆积在体内，加重了他身体所反映出来的病症。

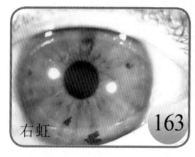
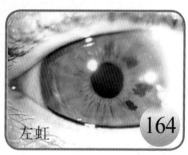

图 163：药物毒素存留在右肾及右脑前顶部血管中。

图 164：药物毒素存留在身体左侧脾脏、左胸、心脏血管、左肩颈、左后脑血管中。

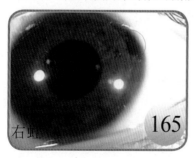
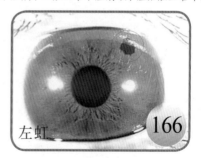

图 165：药物毒素存留在右侧甲状腺、咽喉扁桃体及此部位淋巴中。

图 166：药物毒素存留在左后脑顶部。

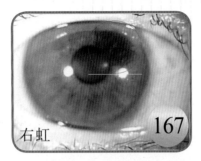

图167：这位顾客常年右侧额头、眼部区疼痛严重，右眼视力严重不好，常年查病，但就是查不出病因。虹膜显示右侧升结肠上乙状结肠区有大面积药物毒素堆积，右上额头区、眼部区有大面积药物毒素堆积。

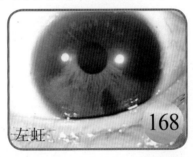

图168：河北黄华市香奈儿美容院一位女性顾客的左眼虹膜，虹膜显现其左侧胸腔、左肺叶、左肩颈、左后脑区、左脑顶部、左额头区、左甲状腺区均有陈旧的大量药物毒素堆积。

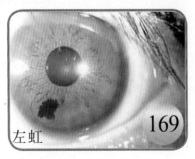

图169：直肠下端区有大量药物毒素堆积。

（4）化工污染

到处的化工企业对环境、对人到底能有多大的污染？这些污染利用现代医疗技术在某些情况下根本就无法查出来，但有些化工物质对身体的污染通过虹膜观察基本上可确定下来，如属何类工业污染、污染物存留在身体哪些部位等。工业污染物多数为化工类及金属类物质。

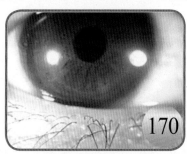

图170：这是铅汞类毒素污染严重的人的虹膜，加上其本身皮肤、淋巴系统钠物质堆积严重，更增加了身体对污染物排泄困难的程度。

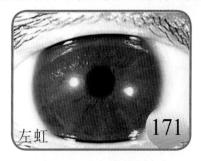 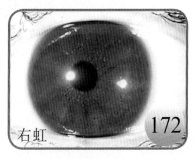

图171~172：这是一位金矿冶金矿工的虹膜，虹膜底色与正常人虹膜底色完全不同，说明身体内存留某些化工物质，物质成份不明。

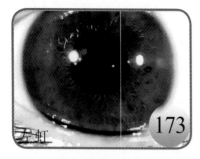
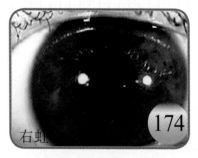

图 173~174：这是一位二十多岁青年女性的虹膜，虹膜显示肠道狭窄，宿便压迫严重，全身气血寒瘀严重，导致全身对不明污染、化工物质排泄困难。

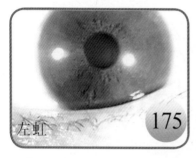
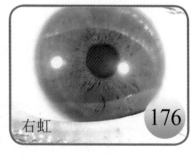

图 175~176：这是山东德州市三八路中式美容院许淑霞一位顾客的左右虹膜，体内铅汞化工毒素存留严重，宫颈糜烂、尿道感染已十八年，治疗了十八年，越治病情越严重。据她本人说十八年前她在当地一印染厂工作了三年，三年后就开始患腹腔炎症，非常痛苦。

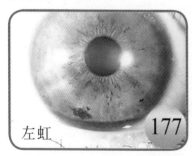
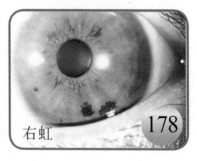

图 177~178：虹膜显示肠道区、左尿道区、右肾区、右尿道区损伤严重，铅汞毒素存留严重。虹膜拥有者宋老板信仰佛教，食素，体内本不应该有其它毒

素存留，但因妇科损伤，影响了身体对废物的排泄。据其本人讲常年喜食松花蛋。

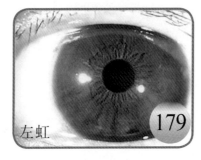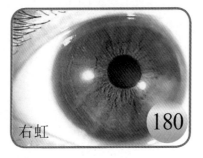

左虹 179　　右虹 180

图179~180：为同一人的左右虹膜，左虹显示小肠受寒严重，毒素淤积。右虹小肠门静脉，右虹显示右侧小肠门静脉供血不足，并会导致右后腰椎血液循环差。

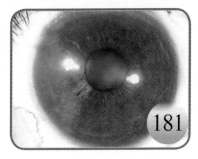

181

图181：这是河北沧州刘桂然自然养生馆一位女顾客的虹膜，据她讲，她曾在日报社从事三年铅印出版报纸工作，常年身体不适，身体免疫力极差，常年治病但就是查不出真正病因。

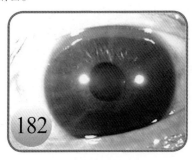

182

图182：这是河北沧州畅舒和养生馆董晓红的一位顾客的虹膜，她说自己曾经在皮鞋厂连续工作五年，其身体内化工类毒素堆积严重，中毒状况是目前为止

我在临床发现身体污染比较严重的一位。

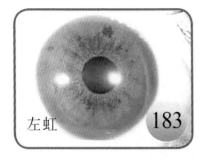
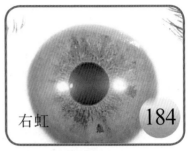

图 183~184：两虹膜发现，身体内有些固体的金属类、化工类毒素颗粒，但具体堆积在身体哪一部位还不能确定。

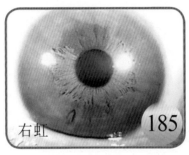

图 185：身体右侧横结肠区因宿便压迫或陈旧性肠炎问题，导致铅汞类、化工类物质滞留横结肠区，并瘀堵至右后脑区门静脉血管。此人多年右后脑区疼痛，常年治病，常年查病，终找不出病因。

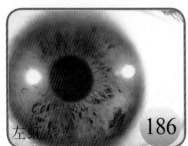
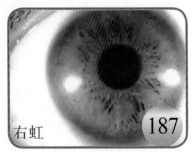

图 186~187：这是一位铅类物质严重污染了身体的顾客的虹膜。

（5）高脂类物质、高胆固醇类物质摄入过量

① 气血虚、亏血严重，内脏脂类、胆固醇类毒素堆积严重的虹膜。

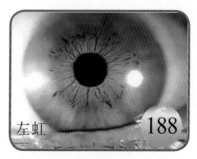

图 188：左侧皮肤淋巴系统严重亏血，腹部、脑部严重供血不足。

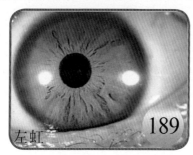

图 189：左侧体内代谢物长期无法正常代谢排出体外，腹腔、腹部亏血严重。

② 脂类物质摄入过多的人的虹膜。

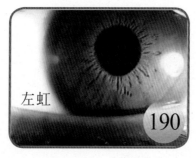

图 190：左侧为严重的酸性体质，体内血脂过高，猪脂肪类食物进食过多。

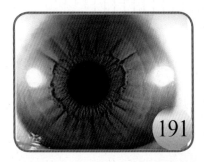

图191：慢性疾病放射沟，大脑压力过大，这种身体说明五脏六腑已供血不足，功能衰退，腹部有陈旧性炎症，脑部气血郁结，血液循环差。

③ 高脂肪、高胆固醇的顾客虹膜。

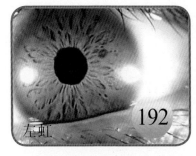

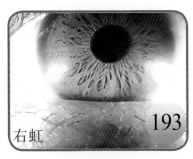

图192~193：为同一人左右虹膜。常年食用油炸烧烤类食品过多，体内高脂肪高胆固醇类物质排泄困难。

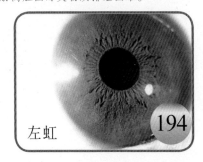

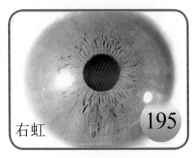

图194~195：（左虹）左侧小肠区因小肠受凉造成气血寒结，使小肠区宿便、毒素压迫严重，导致左腹部、左后腰背部、左颈甲状腺区、扁桃体区胆固醇物质、脂类物质代谢、排泄困难。（右虹）因腹部损伤严重引起右肾区损伤严重、毒素

压迫严重、右升结肠宿便毒素瘀堵严重，导致右侧身体胆固醇类、脂类物质堆积体内。

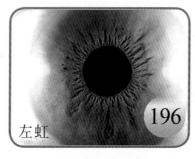 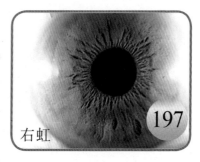

左虹　196　　　右虹　197

图196~197：这是山东德州地区某一市长的虹膜，其虹膜显示胃寒、肠寒、体寒极为严重，肠道排泄无力，体内猪类脂类物质堆积、瘀结于体内；腹部寒瘀、亏血、毒素压迫严重；淋巴、皮肤亏血严重，这种情况的虹膜显示身体必伴有高血压症状。

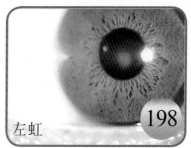 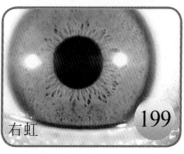

左虹　198　　　右虹　199

图198~199：这是山东日照一个年轻人的虹膜，常年在外上学、工作，常年在外面的饭店吃饭，因为父母开养鸡厂多年，其食鸡类肉食过多。虹膜显现肠道内燥结宿便过多，体内存留颗粒类毒素，存留脂类毒素物质过多，这种脂类物质与平常虹膜显示的脂类物质色泽不同，形态不同，其虹膜显示脂类物质的色泽与我们生活中看到鸡的脂肪色泽很相似。

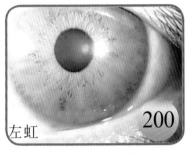

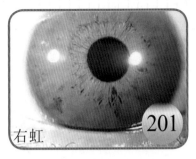

图 200~201：这是山东河间市一位回族女顾客的左右虹膜，从虹膜的底色上不难看出，体内黄色脂类物质堆积氧化严重，并且体内脂肪形状、色泽与多食猪、鸡类肉食引起体内脂类物质沉着有关，色、形完全不同，是因常年多食牛羊肉，导致牛羊肉脂类物质堆积体内严重所致。

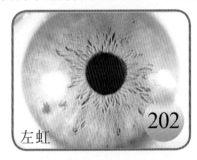

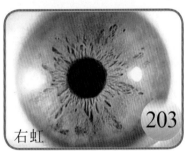

图 202~203：同一人的左右虹膜。肠道狭窄，左侧显示心脏区颗粒毒素压迫严重。

（6）亏血严重（图 204~209）

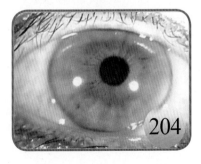

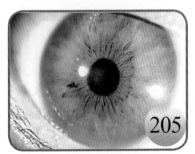

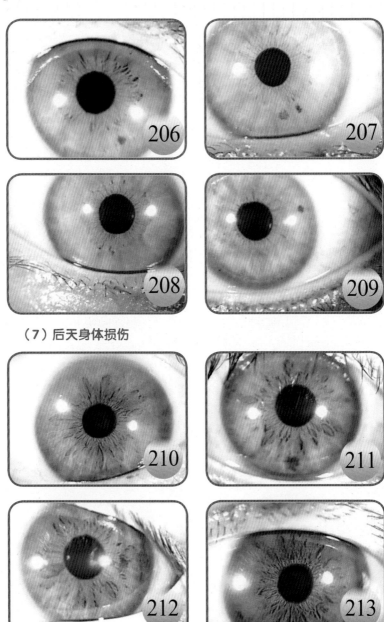

（7）后天身体损伤

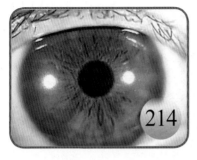
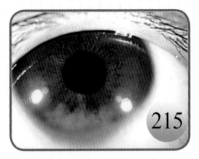

图 210~215：后天身体损伤的顾客的虹膜。

现代人腹腔手术损伤几率极高，腹腔损伤会影响整个身体各器官组织的机能，如血液循环系统、大小肠排泄系统、泌尿生殖系统等，其功能的损伤程度是常人无法想象的，它们对身体整体所造成的损伤更是无法估计。多年临床我深感许许多多身体问题，如果不是在没有更好的医疗办法的情况下，不要轻易破腹手术，挽救和提前预防才是身体健康的根本。

（8）肠炎引起的脑膜炎

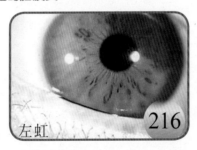

图 216：陈旧性左侧降结肠上乙状结肠区炎症引起多年后脑区疼痛。

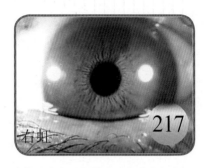

图217：身体右侧升结肠炎症引起整个右侧背部、右侧后肩颈、右后脑区火症、气血瘀结，多年的右背部、后脑区疼痛，多年来四处求医却查不出病因。

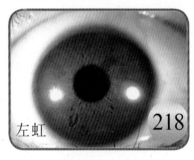

图218：左横结肠上乙状结肠区发生炎症，尿道区有陈旧性毒素压迫。这是2005年我在山东济南市接诊的一位中年女性顾客的虹膜，当时接诊时，顾客已严重头疼多日，医院脑部检查多次都无法确诊病因，虹膜显现是肠炎引起后脑炎症疼痛，三日后医院才定性为脑膜炎。

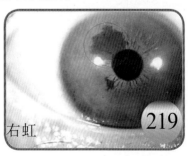

图219：河北肃宁市一位女性顾客，虹膜显现身体右侧肝胆区有炎症，升结肠上乙状结肠区有陈旧性炎症，此人性恪暴躁，肝火大，并有常年头疼症状。

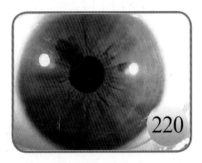

肠炎会引起脑膜炎，许多脑膜发炎的患者，他们发病的根很可能是肠炎引起的。"肠炎会引起脑膜炎"这一新论点在国内外医学理论中根本就没有。十几年在各地行走中，因工作性质的原因我接触过的各科医学人士无数，在谈到有些顾客是因大小肠有炎症而引起脑膜炎时，他们都一脸的茫然，不理解脑膜炎能与肠道有关系。

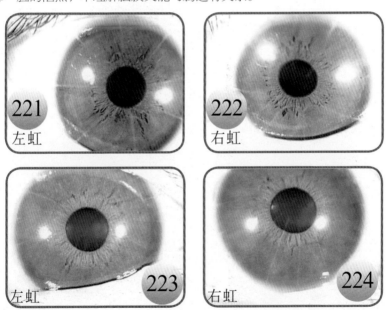

图 221~224：两人虹膜上都有放射线条，原因不明。

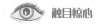

（9）口服减肥、排毒药物对身体的损伤

近几年养生健康已成为人们的共同追求，排毒养生、排毒重于进补已成为人们的共识。社会上也因此出现各种各样的排毒方法，同时也出现了对排毒养生褒贬不一的见解，在此情况下各种各样的排毒产品也相继出现。许多人不管有没有这方面的专业，都想炒作一把，不负责任地口服排毒、排便，到底能对人们身体造成多大的损伤？以下我会以实际案例告知大家。

近几年排肝毒、排肺毒、排肾毒，可谓五花八门。各类排毒方法和排毒产品相继出现，对排毒五花八门的理解、想法都有，形形色色的人们都想炒作一把，其实许多人们不知要做好这些排毒养生，在临床上首先需要人们有一种对社会高度负责的心和与自然完全相溶的意境为前提。不负责任的炒作，不知所做的排毒养生真正的内在科学道理，一味地炒作排毒、减肥没有真正的意义。其实大家都不知道现在社会上所有的口服减肥产品，它们都会引起胃肠道神经末端水肿状况，使肠道的营养不能正常吸收，排泄加快，这样对身体的损伤极大。尤其那些口服就能从体内排出异物的产品，对内脏、肝胆、肾、消化道的损伤程度更是可想而知。

下面这些都是因口服排毒、减肥产品后，损伤肠壁而引起毒素弥漫侵袭全身的虹膜。

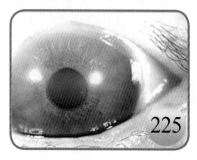

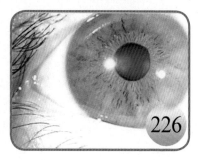

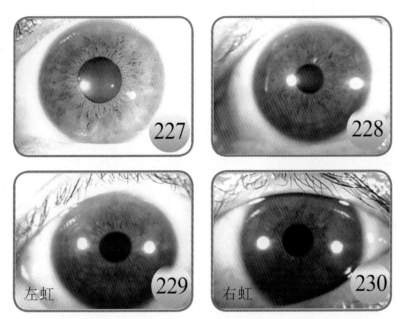

这是山东诸城市一位多年从事药物经营的女性顾客的左右虹膜，因听信电视报纸上对减肥、排便、排毒广告的宣传，口服排便、排毒产品二十余年，形成了严重的恶性循环，常年又不得不服用上述产品帮助排便。虹膜显示肠壁损伤严重，体内毒素已弥漫侵入内脏各器官组织。据她本人讲：只要见到电视报纸上排便、排毒这类广告，就会恨它们恨得牙根发痒。中医在临床上常用的帮助排便的中药，如桃花、牵牛子、大黄等，千万不可食用。为什么中医临床排便会常用这些药物？很肯定的讲，实际这些老中医们根本也不知道这些中药会对身体带来的负面作用，或者说是对待便秘真的没有更好的办法。多年虹膜临床发现，服用过以上中药排便的顾客，虹膜肠型区肠壁均破坏严重（临床不需询问顾客任何这方面问题，通过虹膜显现，就会发现顾客有没有服用过以上泻药及排毒、排便产品）。

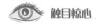

（10）其他

临床上人们得病的原因不外乎以上几种情况；但在近三十年的养生美容临床中，我所遇到的影响顾客健康的问题，真正是你想不到的，什么情况都能遇到。

还有以下几种案例：

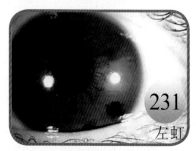

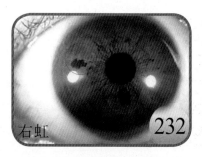

图231：气大伤身：这是一位典型的因生大气、闷气、没有完全发泄出来脾气的、陈旧的、多年以前脾脏发生过火症炎症的顾客的虹膜；左侧卵巢区和甲状腺区都发生过陈旧性火症炎症，有陈旧性瘀血存留。多年临床发现，许多糖尿病患者都是因火伤脾引起，是糖尿病发病原因之一。

图232：右肾有陈旧性炎症，右肺叶被大块毒素压迫。

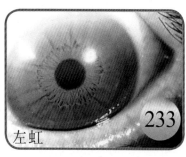

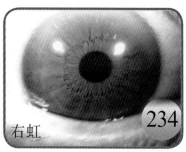

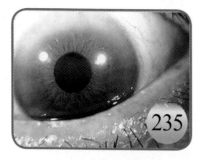

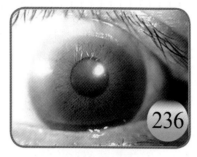

图 233~236：这种虹膜说明：此人肩颈、后脑区、脑顶部严重亏血，有这种虹膜现象的人日常也会出现血压不正常的现象（高血压或低血压）并常年伴有头晕现象出现。

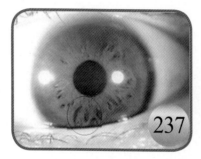

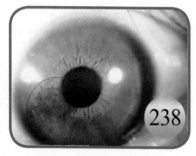

图 237：这是山东莱西市一位 32 岁股骨头坏死的顾客的虹膜，发病已 7 年，治疗无数，但总找不出病因，我们通过虹膜检测出是因其左肾先天性气血供应不足，外加后天肾区、腹腔有颗粒毒素严重瘀堵所致。

图 238：陈旧性小肠炎引起常年后腰椎疼痛。

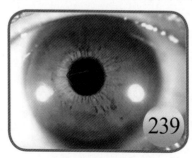

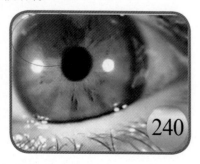

图 239：升结肠肠区供血不足，引起胆囊炎、肝炎。

图 240：肠炎引起陈旧性鼻炎、额窦炎。

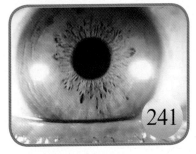 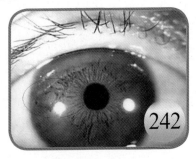

图 241：同上左膜为同一人虹膜状况，从虹膜整个底色看两个虹膜底色完全不同，因身体左右两侧为两大循环系统，与遗传父母体质状况有直接关系。

图 242：右侧乳腺有大块囊结。

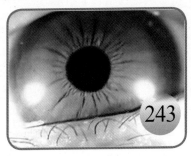

图 243：（右膜）大小肠狭窄，体内脂类物质堆积，造成内脏气血循环极差，产生慢性疾病、放射沟。

我们大家只要进过医院的或从事医学的人们都知道，医院对患者的查体方式，要么通过光照，要么通过验血液指标来判断病情；中医以观察气血表症，或用手感觉患者气血活动症状、规律来判断身体问题所在；至今中西医都没有一种全面的、全息的反应身体状况的方法。科学的、理性的、一分为二的对待现代医学是很有必要，我们通过以上图片对比不难看出，这些问题如果运用现在的中西医治病的方式，是完全不可能从根本上解决真正的身体问题。实际上并不是中西医医术的问题，是时代变了，我们生活大环境变了！它们许多方面没有与时俱进，也就不难想象他们治疗的结果。现今的人们经常用祖传的中医来提高身价，用祖传秘方来夸大其词忽悠社会中不懂的人们。其实对待健康是没有捷径的，仅靠一偏方不可能根治你们的健康问题。我们的思想、身体应与大自然蝎合，这才是现代人需要学习的，中医其实质就是人与自然相融后的生活文化。

没有融入自然的心态，不可能拥有顺应自然的健康。

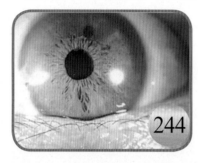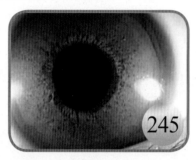

图 244：这是一位特殊的典型顾客的虹膜，从虹膜上看到，右肾区有大块毒素块压迫，右小肠区、右后背部区有大量毒素弥漫分布，右脑顶部有陈旧性发炎区，是一个常年身体非常痛苦的人。

图 245：虹膜显现说明：此人肠道先天狭窄，有慢性陈旧肠炎；日常进食肉食类食品过多，肉食脂类物质因肠道排泄困难严重存留于体内；加上皮肤钠物质堆积严重，皮肤对废物排泄困难。综合以上几种身体问题，得知这位顾客身体健康状况极差，利用现代医学上的认识，肝病治肝、胃病治胃、肠病治肠，永远无法或者说无人能调出她真正的健康。

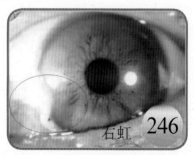

右虹 246

图 246：肝脏区颗粒毒素压迫严重，严重影响肝胆功能。

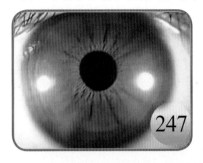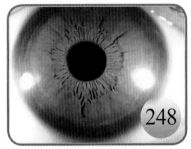

图 247：为左虹，表现左腹腔有慢性炎症。

图 248：为另一人的右虹，显示膀胱区供血不足，有毒素压迫。

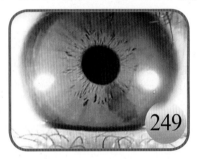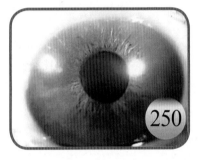

图 249：这是我公司 2003 年接诊的一个 9 岁小男孩的原始虹膜，当时小男孩晚间尿床现象严重，多年愁坏父母，求治于各地大医院，就是查不出病因。我为其验查虹膜发现，小孩左肾颗粒毒素瘀堵压迫严重，右侧因右小肠炎症引起右膀胱区、尿道大面积炎症而造成遗尿，为小孩对症理疗两个月，小孩尿床状况痊愈。

图 250：河北盐山菡萏美容院李女士的右膜，因中气严重不足引起重度胃下垂，肠炎造成肠粘连，从而引起右后脑区大面积炎症。

五、正确理解运用健康与自然的关系

之前我们深刻地讲过美容不仅是表皮的现象，也不仅是美白与细嫩，它是一种自然与健康的美。自然的美是不用人故意刻化、故意修饰的，而是能体现出原有的、先天存在的美丽；健康的美是能体现出身体气血阴阳平衡、精神旺盛而存在的美。人们远离疾病是美容最高境界的东西，体现人们更加理性、科学的认识，而绝不像我们今天的美容业和现代许多偏离现实与自然学的医学。我们的祖先，中国五千年的易经学，如果大家能静下心来细细地研究，就会感到我们偏离自然的东西太多太多，许许多多的文化与先人的认识相差得太远太远，今天的我们如果要真正地体现健康与美容，那就需要我们学习许许多多古人的文化。以一种融入自然的心态，对待自然存在的道理与事物。

1、自然学与生命

自然学是人体与自然界的天地、气象、地源，大到大宇宙的自然现象，小到小草、树木等自然生长衰老的过程、重生的自然规律、自然因果等的自然现象。

学习自然学不仅要求人们有很高的意境和清静、朴实、安定的心理素质，而更要求人们把思想、身体融于自然，把身体融于大到大宇宙，小到小草的生命当中去。身体的自然代谢、排泄、吸收、循环能与一台完整的机械运转的规律相融合，与小草春来秋去的自然生命相融合。对于中华中医文化来讲，学中医文化的人彼彼皆是，但学好中医文化，学到是处的人却少之又少。中医它不是死记硬背的东西，不是死学死用的文化，讲到家它是一种精神的文化，"精神"的文化，要求人们有更高的完全能融于自然现象的精神意境来理解。

2006 年我在济南遇到济南中医院退休的老中医专家，在谈话中他讲到"真正能学好中医的人他应该是半仙体"。其意义深刻，我们人体只不过是自然界万万物中的一物，它自然脱离不了自然，但要了解自然学，那就需要我们了解许许多多的自然现象。

远古时代的人除因战乱、饿死、猛兽袭击、天灾而死的人之外，许多人可以长寿，如圣经上记载，有人能活至 800-900 年，活到百年到几百年的人很多，这是历史的记载。而我们文化极端发达的今天，人们的身体体质却远远不及前人。老一辈的人身体健壮，这是不争的事实，这的确需要我们来认真地认识与考虑。

1979 年的唐山大地震，昆虫与鸟类都能预感到灾难的来临。2004 年的印尼大海啸，原始生活的人类都能在灾难到来之前逃离，而极度文明的我们是在进化还是在退化？

《黄帝内经》第一篇"上古天真论"

黄帝问歧伯道：听说上古时代的人，都能够年过百岁而不显出衰老的迹象，而现在的人年龄到了 50 岁动作就显现出衰老，这是因为时代环境不同呢？还是人们违反了养生之法的缘故？

歧伯回答：上古时代的人，一般都懂得养生的道理，效法阴阳，明白术数，饮食有一定节制，作息有一定规律，不妄事操劳，所以能够做到形体与精神两相吻合，活到寿命应该终了的时候，度过百岁才死去。现在的人就不是这样，把酒当做水饮，好逸恶劳，酒醉了还肆行房事，纵情色欲，因而竭尽了精气，散失了真元，不知道得待精气充沛，蓄养精神的重要，只顾一时心快，背离了养生的道理，作息没有一定规律，所以到 50 岁便衰老了。

原文：歧伯对曰：上古之人，其知道者，法于阴阳和于术数，食饮有节，起居有常，不妄作劳，故能形与神俱，而尽终其天年，度百岁乃去，今时之人不然也，以酒为浆，以妄为常，醉以入房，以欲竭其精，以耗散其真，不知持满，不时御神，务快其心，逆于生乐，起居无节，故半百而衰也。"

今天用我们现代的思想来看待这个问题，也就是这个道理，但我们也不得不正确认识问题，人类文化的进步，古人思维的单纯及原始的动物性，它不是因为懂得养生的道理，而是因为没有办法改变的自然性，它没有思想，改变不了天地、阴阳。就是面对下雨和刮风，黑天和白天，冬去春来，它也只有遵循这种自然规律，随气候、天象、四季变化而自然地接受与自然地融入。对食物的索取，它没有现代丰富的食物，需要人们从自然界中不断寻找；但他们没有现代人精神劳累，没有过多的欲妄，他们适度地劳身而不用劳神，食物不会使他们过饱；也没有现代的精神诱惑，白日寻找食物天黑而卧，心境安定而且有规律。而现代的人们晚间的生活比白天更为精彩，有谁能够遵守天地之规律、自然之规律，相反，黑天不黑，夏天不热，冷天不冷，夏天可吃到冬天的食物，而冬天可享受夏天、春天的温暖，完全打破了自然规律；现代人有谁愿劳作身体，谁不在挖空心思地贪图占有的满足和身体的"享受"，醉生梦死地活着，纵色无度，追求精神的享受或身体一时的享受；又有谁知道身体健康的重要性，懂得保养身体，所以可以肯定地讲，现代的人是死在自己无知的聪明上的。

自然学，它要求我们了解自然现象，将身体融于自然物体当中，如一棵小草种子埋入土地，它从大地中吸取它所需要的水分、养分而生根发芽，而芽苗则从自然中吸收阳光，在光合作用下，将空气中的二氧化碳吸收并将其与体内的其它物质转换，最终合成而释放出氧气，供自然界万物的生理转变、生长和生存。

天地的自然规律很多，如白天夜晚，在中医学上将白天理解为阳，阳自然就有温暖，将夜晚理解为阴，阴（阴暗），阴暗就有潮湿，潮湿就有寒意。我们都有常识，早晨是光明的开始，是温暖的开始，是自然万物体温上升的开始，是大地升温的开始，同时受地温上升的作用，也是大地水分逐渐变成水蒸气上升空中的开始，而整个过程逐渐加大、加快，至中午时是一天当中阳光最明亮的时候，是温度最高的时候，也是大地水分蒸发最快的时候，是一天当中阳气最足的时候，中午一过阳光逐步变弱，阳气逐步降低，大地水气蒸发也逐步减慢，至太阳落山时，大地就不受阳光照射，阳气回收，但黑夜来临，阳气和寒气开始交接，阴气开始上升，寒气加大，至半夜是寒气最大，最冷之时，寒气越大空气中的水蒸气会变成霜、雾从空气中降落到大地，以供滋养、滋生大地万物，从半夜至天明。太阳出来时寒气会逐渐降低，大地之阳气又逐渐上升。这是天地的自然规律，但我们人类的身体，其变化也是随天地自然的变化而变化的。

阴阳论

《黄帝内经》阴阳应象大论篇第五讲到，阴阳者，天地之道也，万物之纲纪，变化之父母，生杀之本始，神明之府也，治病必求于本。故积阳为天，积阴为地，阴静阳燥，阳生阴长，阳杀阴藏，阳化气，阴成形，寒极生热，热极生寒。寒气生浊，热气生清，清气在下则生飧泄，浊气在上，则生膜胀，此阴阳反作，病之逆从也。

解释：

宇宙间的一般规律，是一切事物的纲纪，万物变化的起源、生长毁灭的根本。有很大道理在于其中，凡医治疾病必须求得病情变化的根本，而道理也不外乎阴阳两字，拿自然界变化来比喻，清阳之气聚于上而成天，浊阴之气积于下而成地，阴是比较静止的，阳是比较躁动的，阳主生成，阴主生长，阳主肃杀，阴主收藏，阳能化生力量，阴能构成形体，寒到极点生热，热到极点生寒，寒气能产生浊阴，热气能产生清阳，清阳之气居下而不升，就会发生泄泻之病，浊阴之气居上而不降，就会发生胀满之病。这就是阴阳的正常和反常变化，因此疾病也就有逆症和顺症的分别。

古人将天象与人体自然地结合，将身体和思想融合于自然，实际上道理很简单，但我们现代人却不能静下心来认真思考，却一门心思地想改变这种自然的东西，破坏一些自然的现象。事实证明，它给人们带来了无穷的灾难。再如，自然现象，存在着自然的道理，它是完整的、系统的。在临床上，我们为什么要把我们的思想带入到融入自然的意境，因为如果我们在临床上不能把我们人体自然化，系统化，融入自然，而只是学习一部分死记硬背的知识，是很难系统地认识、理解人体的生命，也就很难改变人体因盲目而违背自然所造成的损伤。通过修护、理疗、调理，从而来改变人体健康状况。人体如一部完整而系统的机械，一部完整系统而能正常完成其功能的机械，其部件的功能都是相通的，相联的，互相作用的，每个部件在机械本身都担当着一定的作用，相互作用、联接，形成了一定的功能，但机械本身任何一个部件有问题，它都无法正常运行。如一部汽车，它连小小的螺丝帽都有一定的用途。再如一座高楼内在的水电系统，运输系统，它可形成一个完整的整体，缺一都不能完全成立。大地的山川、河流、风雨等等都有它存在的必要性，改变或损失必产生相当的后果，融入自然，将身体各组织，各器官，各功能系统化、完整化，在我们临床是很必要的。

2、中医病理与自然

（1）中医认为

女子：

7 岁肾气充盛；

14 岁天癸发育成熟，任脉通、冲脉旺，月经按时来；

21 岁肾气平和身体发育到极限；

28 岁筋骨壮，身体最强壮；

35 岁阳明经衰，面部焦枯头发落；

42 岁三阳脉衰，面皆焦发始白色；

49 岁任脉空虚，冲脉衰，天癸枯竭经绝。

男子：

8 岁肾气实；

16 岁天癸发育成熟，男女交合生子；

24 岁肾气平和筋骨壮，身体发育到极限；

32 岁筋骨粗壮，肌肉充实；

40 岁肾气衰落；

48 岁上体阳明经衰竭于上；

56 岁肝气衰；

64 岁齿发脱落。

肾主水，它接受五脏六腑的精华并加以贮存。

古时：人分真人、至人、圣人、贤人之别。

真人：洞悉自然规律，阴阳生化万物之机理，精神合一。

至人：道德淳朴，养生方法完备，适应阴阳变化，避世俗，悠游于天地。

圣人：安于天地平和之中，顺八风变化，欲望、嗜好得当，脱身尘俗，融入社会，不劳形体，不累心，快乐悠闲。

贤人：效法天地，取象日月，识天象，根据四时气候调养身体。

（2）四时天象与脏

春三月：推陈出新，万物复苏，应入夜而眠。早起散发舒体，广步于庭院，神志随春天生气而勃发，勿扼杀，剥夺、违背得肝病，夏天易得寒变之病，夏生长物质差。

夏三月：草蕃木秀，天地阴阳之气相交，应早起。心中无存郁怒，腠理宜通，暑气疏泄，违背伤心，秋得疟疾，秋收敛差。

秋三月：万物成熟，天气劲急，地气清明，应早卧早起，以保神志安定，精神内守和平，不使意志外弛，肺气清均，违背伤肺，冬得脾胃不适等消化系统病，冬藏气差。

冬三月：紧闭坚藏、生机潜伏，勿扰动阳气，早卧晚起。避寒就温，不让皮肤开泄出汗，违背伤肾。春天得佝偻病，春生养差。

万物的生长与天地气象都是直接相连的,如天气阴沉昏暗,不见日月,自然风雨将来,冰雹过大将酿成灾难,从而阳光射不到大地,地表阴气反而遮蔽阳光,这是大地阴气过重。如阳气过重,不降甘露,天地不相交合,果木多枯死,日常生活中我们也知道天地需要平和之气,人的身体也是如此。

（3）疾病与四季之间的关系

　　身体与春天气象相违:少阳经之气不能生,肝易内郁而生病。

　　身体与夏天气象相违:太阳经之气不能长,心气血空。

　　身体与秋天气象相违:太阴经之气不能收,肺躁气闷。

　　身体与冬天气象相违:少阴经气不能藏,肾气消沉功能衰减。

　　春夏养肝心,秋冬保肺肾。

　　长夏养脾。

　　自然四时邪与内脏。

　　自然界有八风,人的经脉病变有五风的说法,不同季节的风邪对人体五脏会产生不同的伤害。

　　用下列规律掌握:

季节风向发病进风表现

春 ————— 东风 ————— 肝 ————— 颈项 ——— 头部

夏 ————— 南风 ————— 心脏 ———— 胸胁 ——— 肩背

秋 ————— 西风 ————— 肺 ————— 肩背 ——— 前胸

冬 ————— 北风 ————— 肾 ————— 腰股 ——— 四肢痹症

　　圣人不治已病,治未病,不治已乱,治未乱,此之谓之。夫病已成而后药之,乱已成而后治之,譬犹渴而穿井,斗而铸锥,不亦晚乎?

　　圣人不提倡已病之后治疗,而重视未病之先的防治,不提倡乱已之后的治疗,而重视未乱之先的防治,说的就是这个道理。假如病已形成再去治,乱已形成再去平,岂不正成临渴掘井,临战铸器。不也太晚了吗?

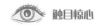

人体的健康与自然是完全不能分开的,健康是否完全来自于自然。《黄帝内经》第三篇"生气通天论"讲的就是这个道理。

原文:皇帝曰:夫自古通天者,生之本,本于阴阳。天地之间六合之内,其气九州。九窍,五脏,十二节,皆通乎天气。其生五,其气三。数犯此者,则邪气伤人,此寿命之本也。苍天之气,清净则志意治,顺之则阳气固,虽有贼邪弗能害也。此因时之序,故圣人传精神,服天气而通神明。失之则内闭九窍,外壅肌肉,卫气散解。此谓自伤,气之削也。

黄帝曰:自古人与自然界相通相合是生命的根本,本与阴阳。大凡天地之间,南北东西,上下之内,无论是人的九窍、五脏、十二节都与自然之气相通。所谓"生不离五,气不离三",经常违犯这种常数、定数,邪气就会伤害人体,这就是寿命的根本,所以苍天之气要清净,人的意志要平和。顺应这个道理,能使阳气固护,即使有贼风虚邪,也不构成危害,所以圣人专注精神,顺应天气而通其变化。如果不是这样,就会内则九窍闭塞,外则肌肉臃肿,阳气就消散了。这是自己招致的伤害,生命因之摧残。

人体有阳气,就象天上有太阳,阳气失其正常运行规律,就会折寿,使人没有生命力。天的健运不息,是借太阳的光明,因此,人的阳气也随太阳之出而上浮卫处。

所以说人体与天体气象有直接相关的联系。若身体违背了气象,那身体就会产生疾病。

人体与寒、暑、湿、气之间的关系:

因于寒,欲如运枢,起居如惊,神气乃浮。

因于暑,汗烦则喘渴,静则多言,体若燔炭,汗出而散。

因于湿,首如裹,湿热不攘,大筋缩短,小筋弛长,缩短为拘,弛长为痿。

因于气为肿，四维相代，阳气乃竭。

释：若受寒气的侵袭，意志上就消沉，起居不宁，总像有所戒备似的，神气因而浮越不固。

若为暑气所伤，叮叮不休。身体像烧炭一样发热，必须出汗，热才能退。

若伤于湿邪，就会头部沉重，女子像有东西裹着一样。如果湿热不能及时排除，就会出现大的筋脉收缩变短，小筋就会出现松弛变化，缩短为拘挛，松弛为瘦弱。

若因气虚可导致浮肿，四肢交替肿痛不休，是阳气已经衰竭。

（4）阳气耗竭的几种方式

烦劳：阳气久违亢奋外越，导致阳精耗竭。

大怒：会使形与气隔绝，血会郁积于头部，发生"薄厥"，伤筋脉，阳气虚时，气不固，流汗偏出于半身，会发生偏枯病；汗出后，若受湿邪侵袭，会生痤痱。

多吃肥肉、腻厚味，易生大疔，哪条经脉虚就会哪条经脉发生此病。

劳动之后，汗出当风，寒气逼于皮肤，发生粉刺，瘀积久了，便成疮疖。

（5）阳气在人体中的作用

它的精微可以养神，它的柔韧可以养筋。

腠理开阖失调，寒邪乘机袭入，就要生大偻病。

营气本来流行在经脉中，如果寒气入于经脉，营气就不能顺着经脉传，阻滞在肌肉中，就会发生臃肿。

寒气深入血脉中，就会称为瘘疮，留滞在肌肉纹理很难痊愈。

寒气、邪气从背俞侵入脏腑，可能会出现心惊、惊吓等状况。

汗出不透，形弱气消，俞血闭塞，致使邪气留在体内，寒热交迫，就会发生风疟之病。

（6）风是百病之始

日常人体必须要心情平静，意志安闲，使皮肤毛孔不涨开，内气不外泄，阳气充足，就是有再大的风邪、寒气，也无法侵入体内，使身体

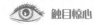

受到伤害。

人的身体得病已久，不去治疗，就会转化为上下之气不通，得阳气过盛或阴气过盛的病。

阳气过盛，正如洪水猛兽，一发不可收拾，后期易患气脱症；

阴气过盛，就会死人，必须用泻和散消法泄之。

阴气过盛，那人的身体必为虚之、寒之，虚寒就是气血不通，严重影响身体的代谢、循环和器官组织的功能，虚竭而死。

阳盛者应节制补之。哪条经虚补哪条经，身体不健康就是这样阴不胜阳，阳气逼近有病的器官，病症就会加重；

阳不胜阴，五脏之气就会相互乱串，使人的九窍不通。

如果日常不注意，风邪侵入体内，那风邪将渐渐侵犯人的元气，精血就要损耗，邪气就会伤害肝脏。

如果风邪侵入人体，吃得过饱，胃肠蠕动缓慢，就会形成下泄脓血，形成痔疮。

饮酒过度，肺气就会上逆，强力入房，就会损伤肾气，并且腰间脊骨也会受到损伤。

在《黄帝内经》第五篇阴阳应象大论篇讲到，阴阳是宇宙间的一般规律，是一切事物的纲纪，是万物变化的起源，是生长毁灭的根本，有很大的道理在乎其中。

凡医治疾病，必须求得病情变化的根本，而道理也不外乎阴阳，拿自然界的变化来比喻：

清阳之气聚于上而成天，浊阴之气积于下而成地。

阳是比较躁动的，阴是比较静止的。

阳主生成，阴主生长。

阳主肃杀，阴主收藏。

阳能化生力量，阴能构成形体。

寒到极点生热，热到极点生寒。

寒气能生产浊阴，热气能产生清阳。

清阳之气居下而不升，就会发生泄泻之病。

浊阳之气居上而不降，就会发生胀满之病。

中医中，水为阴，火为阳。

人体与事物：人体属阳，食物属阴。

气味：

味属阴，专下窍。气属阳，专上窍。

味厚的属纯阴，味薄的属阴中之阳。

气厚的属纯阳，气薄的属阳中之阴。

味厚的有泻下作用，味薄的有疏通作用。

气薄的能向外发泄，气厚的能助阳生热。太阳气太过，能使元气衰弱。阳气正常，能使元气旺盛。过度亢奋的阳气，会损伤元气。正常的阳气，能增加元气。

凡气味辛甘，有发散功能属阳。

气味酸苦，有涌泄功能属阴。

人体的阴阳是相对平衡的。

阴气发生偏胜，则阳气受损；阳气发生偏胜，则阴气耗损。

阳胜表现为热性病，阴胜表现为寒性病。

寒到极点，会表现热象。

热到极点，会表现寒象。

寒能伤形体，热能伤气分。

气分受伤，可以产生疼痛。

形体受伤，可以发生肿胀。

先疼后肿的，是元气先伤而后及于形体。

先肿后痛的，是形体先伤而后及元气。

因阴主生长，身体壮不壮与人的肾气有关。肾气足，骨就壮，腰就壮。

但寒气阴气过大，阴阳不平衡，就损伤你的身体，就能散发掉阳气。

阳气过大就会产生火症，就会疼痛。形体受伤是阴气过大，是寒气过大。寒气过大就是湿气过大，湿气过大水过多，就会产生肿胀状况、积水过多状况。先痛后肿，就是先阳盛，阳损过大又损伤了阴气，伤了形体。而先肿后痛的是阴损过大而损伤了阳气。

身体受风邪太过，会发生痉挛。热邪太过，会发生红肿。燥气太过，能发生干枯。寒气太过，能发生浮肿。湿气太过，能发生濡泻。

在日常生活中：

大怒会损伤阴气，大喜会损伤阳气。

气逆上行，充满经脉，则神气浮越，离去形体。

生活中怒、喜、寒、暑、劳作，不善于调节，生命就不会长久。

阴极可转为阳。

阳极可转为阴。

我们讲过，地上的阴气（水）过大，蒸发到空气中可成为晴天。而晴天过大，水蒸气聚于天上过多，就会形成雨水下降在地上形成了阴天，身体也是如此。

我们不注意四时的变化。冬受风寒，春易得温。春受风，夏得飧泻。夏受暑气，秋得疟（nüè）疾。秋受湿气，冬得咳嗽。

在日常生活中人体受了邪气、恶气侵袭就能伤害人的五脏。

五脏受风一般都是顺人的大椎、风门俞进入，先进入的是肺，其次是心脏、肝、脾、肾，然后沉入到人的腑脏胆胃、小肠、大肠、膀胱。

风湿寒的侵袭初期是在人的孙络（皮毛），然后侵入到络脉（肌肤），再到人体的经脉中，最后浸到人体的内脏器官，再到最后进入人体骨中（风湿）。

风毒湿邪浸到脏腑骨中，在治疗上就很难治愈。

在以上我们学过风是百病之源，但如果人的阳气充足，阳气固密、腠理宣通，外部阴气不能胜人体内阳气，那外邪就不能浸入，脏就不会受损。

六腑之病，一般是饮食过寒或过热，地气过湿或脏湿过大，浸入脏腔、腰部、腹部，受湿风过重引起。

百病从口入，食物的过寒会使身体阴气过盛，而损伤了阳气，身体阴气过盛，内脏器官的代谢就会过慢，得虚寒病。食物过热，会使身体易得疟病。阳气过重，阳重必然损阴，阴虚阳盛，形体必然受损，阳气沉入下腑，易得实疟病。腑得病逆经浸入五脏，所以外感致病因素伤害人体，急如疾风暴雨。善于治病的人，就是风邪在皮毛的时候就给于救治，病在始初就给予治，而防病最为重要，内保持身体的阴阳平衡，气血平衡非常重要。

健康是美丽的基础。身体要健康，首先要求人们在思想行为上纯朴，心境自然，心理健康，顺应四时变化，不贪图能力以外的物质，不过度劳作形体、心神，有一颗健康的心。

人体阴阳之分。

阴阳之中还有阴阳。

白昼属阳，平日到中午为阳中之阳，中午到黄昏属阳中之阴。

黑夜属阴，入夜到午夜为阴中之阴，午夜到天明为阴中之阳。

人体外为阳内为阴，背为阳腹为阴，脏为阴腑为阳。

肝、心、脾、肺、肾为阴。

胆、胃、大肠、小肠、膀胱、三焦为阳。

冬病在阴，夏病在阳。

春病在阴，秋病在阳。

背为阳，阳中之阳为心，阳中之阴为肺。

腹为阴，阴中之阴为肾，阴中之阳为肝，阴中至阴为脾。

身体与自然的关系

五脏	五季	五方	五毒	五行	五味
肝	春	东	风	木	酸
心	夏	南	热	火	苦
脾	长夏	中	湿	土	甘
肺	秋	西	燥	金	辛
肾	冬	北	寒	水	咸

五脏	五主	五窍	五色	五畜	五谷
肝	筋	目	青	鸡	麦
心	血	舌	赤	羊	黍
脾	肉	口	黄	牛	稷
肺	皮毛	鼻	白	马	稻
肾	骨髓	耳	黑	彘	豆

五脏	五音	五声	五情志	五禁食
肝	角	呼	怒	辛
心	徵	笑	喜	咸
脾	宫	歌	思	酸
肺	商	哭	忧	苦
肾	羽	呻	恐	甘

五脏	五得病位	在变动	成数	进风
肝	头	握	八	颈项
心	肩	忧	七	胸胁
脾	舌根、肌肉	哕	五	胸胁
肺	前胸	咳	九	肩背
肾	四肢痹症	栗	六	腰股

五脏	五嗅味	相应四时
肝	臊	春
心	焦	夏
脾	香	长夏
肺	腥	秋
肾	腐	冬

3、六气与健康

邪气侵犯身体的情况：一般上半身发病，是受了风寒等外邪所致。下半身发病，一般是受湿邪所致。大凡各种疾病，都生于风、寒、暑、湿、燥、火六气的化与变。

（1）风

风为春季的主气。

主气：凡得病而发生的颤动、眩晕都属于肝，风邪为外邪致病的先导。

风为百病之长：风为六淫的主要致病因素，凡寒、湿、燥、热等依附于风而侵犯人体。

风为阳邪，其性开泄。风邪善动，具有升发向上的特性。

伤于风者，上先受之，就是说风邪侵袭，一般伤害人体的上部头面和肌表，使皮毛腠理开泄而毛孔粗大。

风性善行而数变，"善行"指风邪致病具有病运无定的特性。如风、寒、湿三气杂至而引起痹症，常见游走性关节疼痛，痛无定处；皮肤怪痒也是因风邪引起的，调之多以白僵蚕、川芎、白芷等祛风除湿祛寒之物。

（2）寒

寒为冬季的主气。

凡是寒病而发生的筋脉拘急都属于肾。

① 凝滞，易伤阳气

人体气血津液运行不息，通畅无阻，全靠一身阳和之气温煦其中，一旦阳虚而阴寒之气滞凝不通，则阻碍了血气的运行。

② 阴邪

其性收引，即收缩牵引，阴盛则寒，侵袭肌表，毛窍紧闭。卫阳闭寒，营养不能养表，脏气功能降低。调之多以生姜、花瓣、茅浩、血散寒、温热之物调之。

（3）暑

暑为夏季的主气，凡烦满、郁闷都属于肺。

① 阳邪，其性炎热

炎热属阳，暑多挟风挟湿，有暑热、风热、湿热、火热相兼，出现皮肤疮疹、斑等症。

② 外散，易伤津耗气

暑为阳邪，易生易发。侵犯人体可致腠理开而汗出，汗多而耗伤津液，津不足多表现为头面损容性疾病如痤疮，酒渣鼻等。调治：多以金银花、菊花等清暑生津之物调之。

（4）湿

湿为长夏的主气。凡得浮肿胀满都属脾。

① 湿性重浊

湿性粘滞，一般长夏时居住处阴暗潮湿或淋雨浸水，湿秽性浊病多缠绵难愈，皮肤因内脏又湿又热而形成湿热，致使面部或体部生疮，湿疹，腋臭等病。

② 阴性

阻遏气机损伤阳气。湿性类水，其浸入人体后，留滞脏腑经脉间，最阻气。脾主肌肤，湿邪困脾，脾阳不振，出现乏力纳差，运化无力而产生皱纹。调治以健脾化湿，温热、温通、助阳为主，如白术、苡仁。

（5）燥

燥为深秋的主气，凡得燥病都属肺。

燥邪干涩，易伤津液。

燥热干涩,伤筋耗液,易造成阴津亏虚的病变。如口鼻干燥,咽干口渴,皮肤粗糙,毛发干燥少光泽等。

燥伤肺。肺既不耐于湿,更不耐于燥。肺外合皮毛,与大肠相表里,燥伤肺,容易引起皮肤疮疹和大肠燥或燥湿,使积滞不通。调之多以玄参、生地等清热润燥之物。

(6)火(热)

火热为阳胜所生,凡疼痛、瘙痒、疮疡都属于心。

火热为阳邪:其性上炎,阳盛则热,致病多表现在人体的上部,如心火上炎而致口舌生疮;胃火盛而致齿龈肿痛,皮肤疮疹;肝火上炎而致目赤肿痛,黄褐斑等,皆属火性上冲。

耗伤阴津:生风动血,火热之邪,最易消灼阴液,通津外泄而致肝风内动,俗称"热极生风"使血液加快,通血妄形而致皮肤斑疹。调之多以金银花、菊花清泄火热之物。

其它:

凡二便不通或失禁,都属下焦。

凡患喘逆呕吐,都属上焦。

凡口噤不开、寒战、啮叩,都属火。

凡痉病颈项强急,都属湿。

凡气逆上冲,都属火。

凡胀满腹大,都属热。

凡躁动不安、发狂而举动失常,都属火。

凡突发强直的症状,都属风。

凡病而有声(如肠鸣),在触疹时发现如鼓声,都属热。

凡浮肿、疼痛、酸楚、惊骇不安,都属火。

凡转筋挛急,排出水液浑浊,都属热。

凡排除水液清亮、寒冷,都属寒。

凡吐酸水或突然急泄有窘通的感觉都属热。

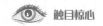

水肿症《汤液醪醴(laoli)论篇第十四》醪指：① 汁滓混合的酒,即浊酒。② 醇酒。醴指甜酒。

有的病不是从外表毫毛而生的，而是由于五脏的衰竭，以致水气充满于皮肤，从而阴气独盛，阴气独居于内，则阳气更耗于外，形体浮肿，不能穿着原来的衣服，四肢肿急而影响到内脏，这是阴气格拒于内，而水气弛张于外，对这种病的治疗方法是怎样的呢？要平复水气，当根据病情衡量轻重，驱除体内积水，并叫病人四肢做些轻微运动，令阳气渐次宣行，穿衣服带帽，使身体温暖一些，助其肌表之阳，而阴凝易散。用缪刺方法，针刺肿处，去水以恢复原来的形态。

用发汗和利小便的方法，开汗孔，泻膀胱，使阴精归于平复，五脏阳气输布，以疏通五脏的郁积。这样，精气自会生成，形体也强盛，骨骼和肌肉保持着常态，正气就恢复正常了。

4、七情与美容

七情是指喜、怒、忧、思、悲、恐、惊七种情感，是人体对客观事物的不同反映、属正常现象，不致病。当遭到突然强烈或长期持久的情感刺激，可使脏腑气血功能紊乱导致疾病发生。相反，脏腑气血的变化，也会影响情感。七情致病不同于六淫，六淫主要从口鼻或皮毛侵入人体；而七情则是直接影响有关内脏发病，故又称"内伤七情"，是造成内伤病的主要致病因素之一。七情以五脏精气作为物质基础，又和气血密切相关，致病常使人气机紊乱、脏腑阴阳气血失调，而致损容性皮肤病。

（1）七情与内脏的关系

人的情志活动与内脏有着密切的关系。

《素问·阴阳应象大论》说：

人有五脏化五气，以生喜、怒、悲、忧、恐。

心"在志为喜"，

肝"在志为怒"，

脾"在志为思"，

肺"在志为忧",

肾"在志为恐"。

不同的情志变化,对五脏有不同的影响。《素问·阴阳应象大论》说:"怒伤肝"、"喜伤心"、"思伤脾"、"忧伤肺"、"恐伤肾"。

精神刺激、情致所伤引起的异常变化伤及内脏,主要是影响内脏的气体,使气机升降失常,气血功能紊乱。

(2)七情致病特点

人体是一个有机的整体。"心为五脏六腑之大主,精神之所舍",情志的异常变化,首先影响心脏的功能,然后分别影响其他脏腑,出现种种不同的功能失调。

《灵枢·口向篇》说"心者,五脏六腑之主也,故悲、哀、愁、忧则心动,心动则五脏六腑皆摇。"

(3)常见的情志病症

七情致病虽可及于五脏,但据临床观察,主要以影响心、肝、脾为主而出现损容性皮肤病,影响面容。

心主神志:心脏功能失常,可致心律不齐,失眠多梦,心神不宁,精神疲乏,则面部可出现供血不足,血液循环受阻,引起面白或萎黄无光泽。

肝主疏泄:肝脏功能发生病变,出现抑郁或燥烦易怒,两胁胀痛,乳房胀痛结块,月经不调,而致面部黄褐斑及爪甲的病变。

脾主运化:脾脏的功能失调出现食欲不振,脘腹胀痛,大便不调,而致面部皱纹、痒疹及头发的病变。

(4)五行学说

五行学说是运用木、火、土、金、水五类物质的运动变化规律,阐释宇宙万物的发生、发展、变化及相互关系的一种古代哲学思想。五行学说同阴阳学说一样,也属于古代哲学的范畴。

五行学说不仅认为自然界的万物是由木、火、土、金、水五种基本物质之间的运动变化所生成的，宇宙间的事物也可以根据不同性质和作用分为木、火、土、金、水五类，以木、火、土、金、水为中心，构成五大系统；而且认为宇宙间的任何事物都不是独立和静止的，而是在五行的生克运动中维护着系统内部和系统之间的相对稳定性。五行学说是以木、火、土、金、水五种物质的特性及其相生、相克规律来认识世界、解释世界，探求宇宙变化规律的一种世界观和方法论。

（5）五行的概念

五行最初涵义与"五材"有关，即古人认为木、火、土、金、水是人们日常生活中不可缺少的五种物质，所以《左传·襄公二十七年》说："天生五材，民并用之，废一不可。"在先秦时期，人们认为五材是人类生活的五种基本物质或基本元素。如《尚书正义》说："水火者，百姓之所饮食也；金木者，百姓之所作业也；土者，万物之所资生也，是为人用。"这就是最初的"五材说"。人们随着对物质世界认识的不断深化，逐渐认识到这五种物质之间存在着资生和制约的关系。古人运用抽象出来的五行特性，采用取象比类和推演络绎的方法，将自然界中的各种事物和现象分归为五类，并以五行"相生"、"相克"的关系来解释各种事物和现象发生、发展、变化的规律。因而宇宙中的万物也以这五种物质的性质和作用为理论根据，分别归属于五行之中，从而构成五行系统，形成了五行学说。

（6）五行的生克制化

五行相生的顺序是：木生火，火生土，土生金，金生水，水生木。

在五行相生关系中，任何一行都具有"生我"和"我生"两方面的关系。《难经》将此关系比喻为母子关系：

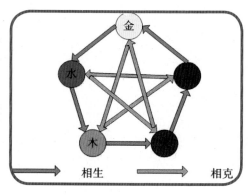

即"生我"者为母，"我生"者为子。因此，五行相生，实际上是指五行中的某一行对其子行的资生、促进和助长。如以火为例，由于木生火，故"生我"者为木，木为火之"母"；由于火生土，故"我生"者为土。木与火是母子关系，火与土也是母子关系。五行相克的顺序是：木克土，土克水，水克火，火克金，金克木。

（7）五行的母子相及

① 母病及子：母病及子是指五行中的某一行异常，累及其子行，导致母子两行皆异常。

② 子病及母：子病及母是指五行中的某一行异常，影响到其母行，终致子母两行皆异常。子病及母又称为"子盗母气"。

（8）相生关系

相生关系的传变：包括"母病及子"和"子病犯母"两个方面。

母病及子：是指疾病传变次序是从母脏传及子脏，如肾病及肝、肝病及心、心病及脾、脾病及肺、肺病及肾。在具体病症表现上，如肾属水，肝属木，水能生木。若现有肾水不足，不能滋养肝木，形成肝肾阴虚而肝阳上亢的"水不涵木"症，即属母病及子。

子病犯母：是指疾病传变次序是从子脏传及母脏，又称"子盗母气"，如心病犯肝、肝病犯肾、肾病犯肺、肺病犯脾、脾病犯心。如肝属木，心属火，木能生火。若先有心火旺盛，然后累及肝脏，引动肝火，从而形成心肝火旺证，即属于子病犯母。

（9）相克关系

相乘为病：是指因为相克太过，由于一方太强，而致被克的另一方过分受到克伐；或被克的一方本身虚弱，不能承受对方克伐，因而出现克伐太过的病理现象。在具体病证表现上，如肝属木，脾属土，木能克土。若木气亢盛，肝气横逆，犯脾犯胃，而形成肝脾（胃）不和证，即属木乘土。

相侮为病：又称反侮致病，往往由于一方太盛，不仅不受其克己的一方所克制，反而对克己的一方进行反克；或由于一方虚弱，丧失克制

101

应克的一方的能力，反而受到被克的一方的反克，从而出现相侮为病的病理现象。如肺属金，肝属木，金能克木。若肝的气火旺盛，上逆而影响于肺形成肝火犯肺证，即属木侮金。

六、罐诊、罐疗及背部全息学在临床的运用

正确运用好自然与身体健康之间的关系，是我们调理身体健康的根本。

日常生活中，大家都知道中医的形诊、面诊学，通过对患者身体形体的观察，面部呈现的肤色，来判断内在气血状况；手诊、足诊上通过其手足形、色变化，可大体反映出内在的身体问题。近几年罐诊、罐疗及全息学在保健养生临床上运用广泛，并被全社会人们普遍接受，这种全息的罐诊方式比以前任何全息的诊断方式更加准确、清晰，它明白的反映出内脏及气血状况，准确反映问题成因、时间长短等等过去的信息。其理疗方式是一种既没有不良反应、又没有任何风险、无损伤的绿色自然的理疗方式，它是几千年来取自民间智慧的结晶，近几年越来越得到了人们的认可并发扬光大，简朴而顺应自然的自然疗法，随着现代人们保健养生意识的提高，得到了社会中人们普遍的运用。它已不是医院医生们的专利，已成为人们日常生活中的一部分，解决了人们现实生活中的疾病痛苦，对许许多多症状像起到手到病除的效果，是一种方便、简单、经济、易掌握的保健养生方法。

全息学是身体某一部位可将身体内脏组织器官存在的疾病信息通过形、色表现出来。这种利用某一部位形、色来判断健康状况的方法，称为全息学。如我们现实生活中所见到的手诊、耳诊、足珍、面诊，这些部位的每个区域都与内脏某器官相对应，都能显现出相对应器官的气血健康程度。而身体最大的反射区，反应最明显的部位是人体的后背部，在罐疗作用下，可清晰、直接、准确地反映气血状况。

1、背部全息学布罐方法

（1）在后背部共布十二罐

哑门至大椎之间扣一小罐，

从大椎至长强平均布九罐，

从大椎自上向下布罐，第三罐至第四罐中间左右各布一罐，如图，各罐均加四个气压。

罐疗及全息学在临床的运用。

（2）十二罐分别扣在十二脏器反射区：自上而下为鼻、肺、心、胆、胃、大肠、小肠、左肾、右肾、膀胱（子宫）。

在 3~4 罐之间，两罐左为脾、右为肝。

（3）扣罐时，先扣哑门和大椎间，用金罐。大椎用金罐，后扣长强，用银罐。其次平均扣于大椎与长强之间，金银罐随意，但布局要均等、用力要均匀。

（4）留罐时间：不吃保健品的顾客六分钟；吃过保健品的顾客八至十分钟；内寒、脂肪厚者十分钟。

（5）开罐时先从鼻腔区开始，大椎至长强依次起罐，起罐时边起边观察罐的形状、颜色，起一个看一个。

（6）观察身体的问题是根据每个罐所显现的色、形、物来综合判断相对应的脏器问题所在。

观察罐显现身体各脏器气血状况之前，应首先观察罐显现的身体整

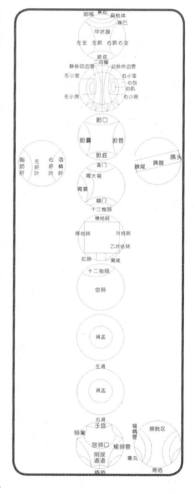

体的阴阳、气血状况，看这个人身体整体是阳虚还是阴虚，是气虚还是血虚，大题评估气虚虚到什么程度，血虚虚到什么程度。

　　临床上在大椎上所布的罐，如果罐布完整时仍处在原有的大椎部位，没有偏向身体左右上下任何一侧，这说明此人的身体阴阳、气血是平衡的，但阴阳、气血平衡不能代表此人的气血充足，它只代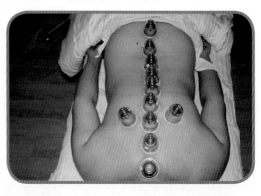表此人动脉血和静脉血循环没有不畅通。看气血是否充足还需要根据身体整体状况来评估。

　　阴阳、气血平衡的人一般在人与人相处时做事豁达，不极端，处事能为人着想，内心没有恶念。

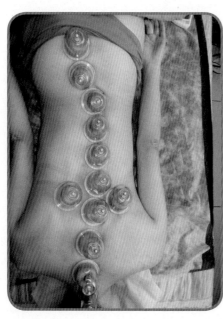

　　如果布罐时罐立刻偏离中间椎柱原有的部位，罐偏向那方说明身体那方气血虚、或阴虚或阳虚，如左图：

　　分辨时，男阳、女阴，身体的阴阳面不同，所以男女在区别身体是阴虚还是阳虚方面是完全不同的。

　　区分如下

　　男为阳、女为阴、气为阳、血为阴、上为阳、下为阴、表为阳、里为阴。

　　男左侧为阳，右侧为阴。

女右侧为阳，左侧为阴。扣罐时，罐偏向哪侧，哪侧就会虚弱。

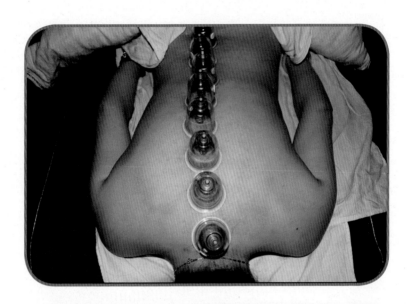

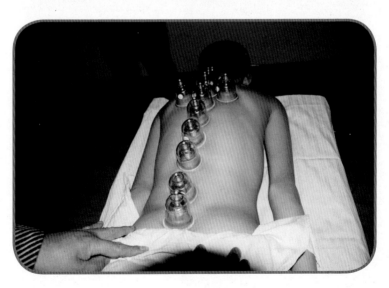

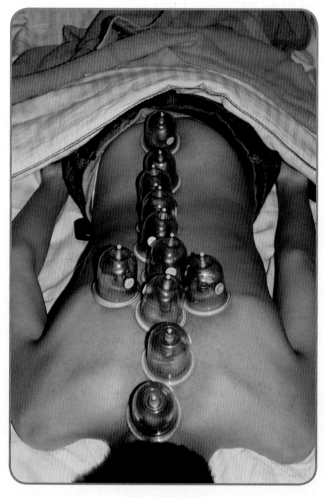

　　男女身体均上为阳、下为阴、上为气、下为血，如果形体显现肩背雍肿胀大、厚，两肩部向上提起，是典型的阳盛阴虚、气盛血虚体质，如下图：

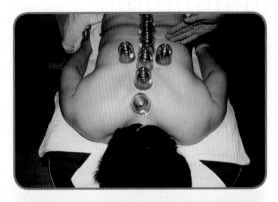

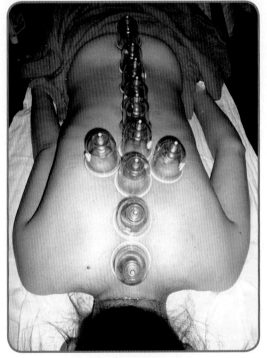

　　无论男女，如果在罐诊时呈现阳盛阴虚之象，都说明此人因身体原因会导致如好动、话多、大脑想事过多、睡眠质量不好、脾气大、肝火心火肺火过大、容易激动、做事极端不冷静等症象。

如果在罐诊时显阴盛阳虚之象，说明此人因身体原因会导致懒、不愿活动、不愿劳作、做事没有激情、好睡、无神、少言等症象。

诊罐时首先诊断出顾客气血、阴阳状况是非常重要的一个环节，它可起到为以后调理、食养、理疗顾客的身体健康提供正确指导方向的作用。

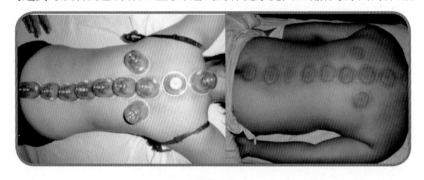

2、后背全息气血问题反映分析

（1）色

正常色：五脏六腑在罐诊时所显现的健康的颜色。

心、小肠——红色

肾、膀胱——黑色

脾、胃——黄色

肺、大肠——白色

肝、胆——青色

不正常色（病变色）：五脏六腑在罐诊时所显现的不健康的颜色。

白色：亏的、不足的、虚的、功能低下的、衰弱的。

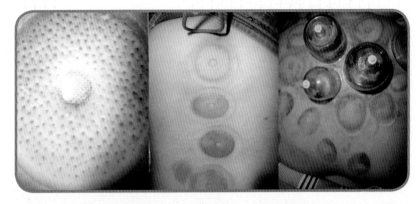

红色：火的、发炎的、实症的、热的、正在发生的。

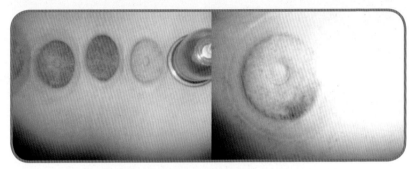

青色：寒的、风湿的、陈旧寒湿的。

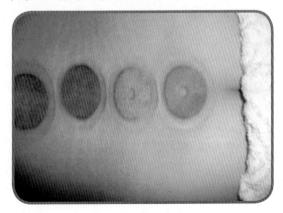

紫色：陈旧的、瘀堵的、慢性的、气滞的。

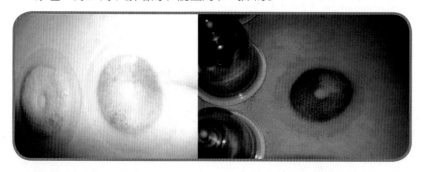

黄色：热的、毒素过多的。

（2）形

不健康顾客五脏六腑罐诊时所呈现的状态：

疹子状（点状）：正在发生的、初发的、刚刚开始的。

斑片状：局部已产生病变、已形成疾病的。

圈状斑点：正在发生的慢性病。

条状：受堵的、梗塞的、不通的、不足的、缺少的。

凸起：气血不足的湿症。

凹陷：气血严重不足的、气亏血亏的。

毛孔闭塞：气血严重衰枯的。

毛孔增大：湿热之气外泄。

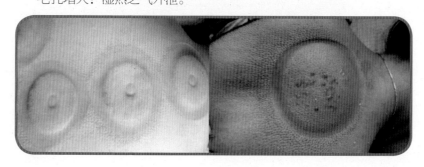

呈现七个黑点：有癌变的可能。

（3）物——不健康顾客五脏六腑罐诊时所排泄出的不同物质

雾：风毒、湿毒、湿寒。

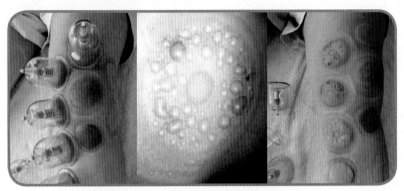

黄水：体毒过多、黄、食物毒素。

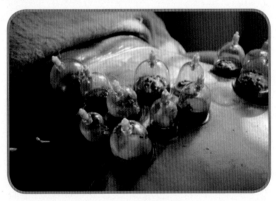

血：体毒、很可能为先天母体遗传毒素。

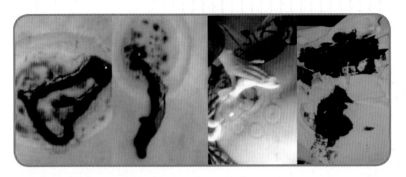

紫黑血：湿寒、毒素。

绿黄色：农药或化工毒素。

黏着物：痰毒、两肺叶分泌排泄物滞留在体内的物质。

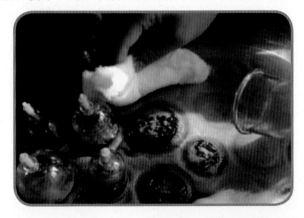

物质：化工物、金属铅、汞、磷等物质、颗粒物质及其它类物质。

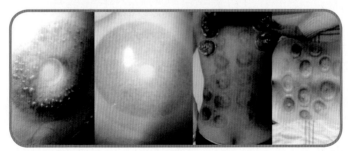

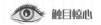

有谁会想到颗粒化工类物质会大量滞留在身体不定部位！！实际上这些问题才是真正导致身体有病的原因。这是安丘一位中年女性腰部扣罐后的显现，多年有病，多年到处治病，多年查不出身体真正病因，花钱无数。多年病症就是腰部疼痛严重，全身无力，身体免疫力极差，却不知病的真正原因是后腰部有大量化工、金属类物质滞留腰部而引起，有办法排泄出她体内这些化工、金属类物质，就可调理好健康问题。

（4）味

酸味：

严重酸性体质。

甜味：

血糖过高，糖尿病患者。

腥味：

炎症，体内有溃烂的组织或器官。

臭味：

消化道障碍，排便不通。

3、十二罐及罐印各部位

显现疾病所在部位十二罐诊法：每罐与脏腑对应，罐色显现内在脏腑问题及问题形成原因。

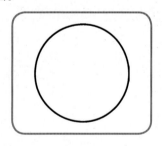

鼻区白色：鼻腔区亏血，毛细血管严重供血不足，鼻腔会有干燥的感觉。

鼻区红色：鼻炎，火热症，肺热、肺火引起。

鼻区黑紫色：陈旧的寒症引起的鼻炎，鼻腔部毛细血管陈旧性血瘀。

鼻区青色：鼻腔区寒湿严重。

鼻区凹陷：鼻腔区供血不足、肺气不足。

鼻区凸起：风湿严重，鼻腔毛细血管中积水。

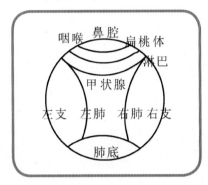

肺底区磁头周围有疹子状：肺炎前期，疹子成片状肺炎。

肺区呈青色：肺气浊，风寒、湿寒严重。

肺区呈红紫发亮色：陈旧性火症肺炎。

肺区呈黑紫色：陈旧性寒症肺炎，肺瘀堵。

肺区呈白色：肺气不足，肺供血不足，肺动力差。

磁头点白肺底白：甲状腺机能减退。

磁头点红色肺底红色：甲状腺功能亢进。

淋巴腺凸起：淋巴腺肿大，凹，已切除（青色）。

肺底青紫发亮，斑片状：肺结核。

肺叶灰白、无光泽、凸起：肺气肿。

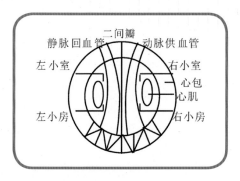

心白：气血不足，心脏严重供血不足。

心区凹陷：心脏严重供血不足。

心区凸起：心脏风湿严重，供血不足。

心区起罐时有雾：心脏受风湿寒侵袭，有风湿性心脏病。

心区红色：心火大，大脑皮层紧张，易忧虑，睡眠质量差，性格暴躁，心火大，心肌炎。

心区呈紫红色：心血瘀结。

心区青紫色：气血陈旧性寒症瘀结。

心脏分心包和心两部分，在身体中属两个不同的脏器。心脏外壁为心包，内腔为心。它们各络经脉不同，临床各主病症也不同。

心包区紫色：心肌血脉陈旧性寒症引起气血瘀结受阻，易头晕、头胀，脑供血不足，气短心律不齐。

心包经脉在头部呈交叉循环，右侧心肌经脉主左侧大脑，左侧心肌经脉主右侧大脑。左脑区疼痛首先考虑右心包是否有瘀堵引起；右脑区疼痛首先考虑左心包是否已瘀堵；脑部中间疼痛首先应观察心区，心肌部位是否气血瘀堵。

心包青色：虚寒症引起冠心病。

心包呈花瓣状，有白、青、紫：冠心病。

心肌紫色：心脉不通，血稠。

心肌白：供血不足。

红疹：心肌炎。

心区圈状：冠心病。

心罐下端心包区可以观察 7 节颈椎及肩周状况，临床颈椎疼痛应首先考虑心包底部状况；肩周疼痛应首先观察心脏底部、心包及心脏状况，肩周疼痛一般为心脏病、心包病、小肠疾病和三焦病的外在反应。

磁头偏向哪方，哪侧心室较肥大，虚。

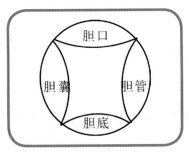

胆区色白：胆气虚，胆气不足，胆经严重供血不足。

红色：胆火旺，胆囊炎早期；罐印外围粗糙—胆囊炎，口苦，胆经实火，两太阳穴有粉刺。

红紫色：火症引起的胆囊炎。

青色：胆区受风湿陈旧性寒侵；青色毛孔张开，胆阴虚，会噩梦纷纷。

紫色：胆疏泄功能失常，后期易形成胆结石，子时胆经运行最旺。

暗紫色：陈旧型胆囊炎。

有凹凸球状并白色发亮：有几个就有几块胆结石。

凹一定有胆结石凹面积 ×3 ＝结石实际大小，结石在胆壁区，不好处理。

磁头周围呈点，斑片状：胆囊炎，如有紫色则为慢性胆囊炎。

胆罐印小：胆主决断，胆量小，魄力不足，睡觉易惊醒。

罐印大：胆量大，胆经供血充足，魄力大。

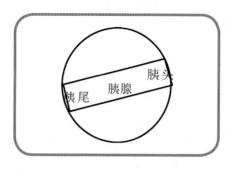

胰腺一般不显像，显像就有问题。

一端有显像，表明性格不稳。

胰腺区发现疹子状：高血糖。

脾区出现圈：气滞。

白色：运化造血不足。

红色：脾热无力。

青、紫色：均为运化失常，食欲不振。

白色凸起，有气圈：脾肿大。

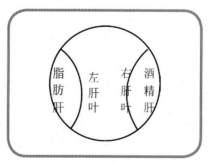

肝青：如磁头周围青色—肝炎；肝区青色—肝脏湿寒较重，肝功能低下。

白色：肝藏血不足，功能低下；加罐印小，会肝昏迷，腿易抽筋。

红色：肝火旺，眼干涩，肝炎。

紫色：脂肪肝。肝区右下角呈紫色—性格暴躁，因肝内气血瘀结。

右肝叶区潮红色，毛孔大，凸起发硬—酒精肝。

毛孔胀大：肝风内动，肝内有湿热。

灰白有$\frac{2}{3}$毛孔扩张：很易中风发作，面瘫嘴眼歪斜。

球状凹凸：血管瘤。

条纹状：肝管受阻，眼睛模糊。

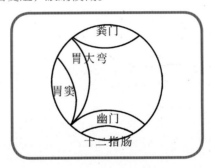

白色：胃动力不足，胃气虚，消化不良。

红色：胃火旺，胃炎。

红紫色：慢性胃炎，火症引起陈旧性胃炎。

紫黑色，圈状：胃溃疡，寒症引起陈旧性胃炎。

青色：胃寒。

贲门有炎症：人会瘦弱严重，但不会有饥饿反应。

幽门饭后胃胀气，不消化，过饱反应：胃幽门与小肠上端问题，十二指肠炎。

胃有条状：大小肠易痉挛。

胃型球状凸起凹陷：有肿瘤或息肉。

胃上红下白：因缺血形成便溏。

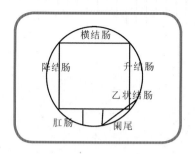

白色：肠动力不足。

红色：肠热，大便干燥。

青色：陈旧性寒，大肠区会绞痛、凉。

紫色：瘀结。

乙状结肠区发黑：有癌变可能。

有圈状：肠梗阻，水肿溃疡。

球状凹凸：肠瘤，结节。

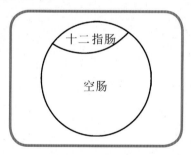

小肠偏红：小肠有热、有火，额头两侧易起粉刺，偏头痛；任意一侧出现条状—痛经。

小肠区呈白色：小肠供血不足，小肠吸收或代谢功能差。

小肠区呈青色：小肠受湿寒严重，受凉侵袭，会影响肠道吸收或代谢功能，有时会出现肠痉挛状况。

小肠区呈红紫色：陈旧性火症肠炎。

小肠区呈暗紫色：陈旧性寒症肠炎。

小肠区有病症：心脏一定会有相对应病症。

腹部有寒湿：冬季会引起小肠区痉挛疼痛，并会伴有肠炎腹泻。

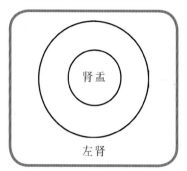

红色：腰肌劳损。

青色：陈旧寒湿亏症，会肾气不固，有尿频现象，手脚不温。

紫色：瘀，气血瘀结，会出现腰腿酸痛，沉重，血液循环极差。

肾有条状：供血不足，肾功能不稳定，性功能衰退。

球状凹凸：肾囊肿，硬—肾结石。

阴虚阳盛：偏瘦，四肢潮热。

阴盛阳虚：易胖，手脚不温。

（结石与胆一样观察。）

肾盂区有形呈现—肾炎，红色斑片。

左肾主下肢，左肾左侧主右下肢，左肾右侧主左下肢。

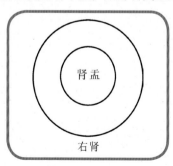

左右肾起皮：糖尿病。

左肾主下肢，右肾主大脑。

左肾主阳，右肾主阴。

左主力量，右主神志。

左主白天，右主晚上。

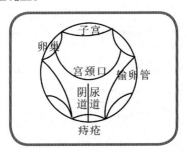

女性膀胱：

白色：功能低下，性冷淡。

红色：炎症。

青色：宫寒。

紫色：瘀积。

卵巢区有圈状边不清：有囊肿。

痔疮区有紫红：有痛感。

圈状边清晰：有肌瘤。

子宫区出现梅花状凹：子宫切除。

阴道尿道有条状：阴道炎或尿道炎。

磁头周围出现症状：盆腔炎。

磁头下有症状：宫颈糜烂。

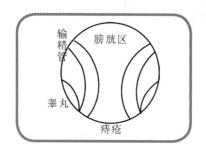

男性膀胱：

白色：性功能低下。

红色：前列腺炎。

青色：前列腺肥大。

紫色：前列腺增生。

睾丸区白色凸起，毛孔增大：阴囊湿重。

输精管区症状根据形色判断即可。

完全起罐后要整体观察十二罐症状，如果整体罐鲜红色：血脂高；

整体罐爆皮：血糖高、糖尿病；

肝脾心胆肺突起发硬发红：高血压；

左右肾膀胱爆皮：糖尿病；

肝脾罐呈放射状发红：乳腺增生；

男左侧为阳，右侧为阴；

女右侧为阳，左侧为阴。

扣罐时，罐偏向哪侧，则哪侧就会虚弱。

4、数术罐疗法

数术是易经学在中医上运用的一种方式。根据数术的蕴意用在健康临床上：如仅在身体上扣一罐，称为一锤定音，其意思就是扣一罐就可手到病除。下面介绍数术罐疗在临床上的运用方法。

一罐（一锤定音）：一般用于阿是穴，就是身体的疼痛点或特殊穴，来增加调理、治疗效果。

（1）涌泉：适应身体上实症问题和泌尿系统疾病。

（2）大椎：头部、肺、大肠病症，督脉阳经病症。

（3）曲池：风寒感冒、呼吸系统疾病。

（4）合谷：头痛、牙痛症状。

委中、承山

适用于水肿、胀满或下肢亏血等病症。

二罐（二罐通透）：一金一银、一前一后的布罐方法如：

大椎—天突：呼吸疾病。

百会—下颚或会阴：调阴阳气血。

大椎—长强：头部、阳经疾病。

神阙—命门：小肠病。

列缺—偏历：肺、大肠病。

内关—外关：心包、三焦。

通里—支正：心、小肠。

丰隆—公孙：胃、脾。

光明—蠡沟：胆、肝。

飞扬—大钟：膀胱、肾。

三罐（三罐强泻）：布罐时罐有金、银罐之分，金罐有磁力，银罐无磁力，金银罐同布时，磁力的方向从银罐走向金罐。

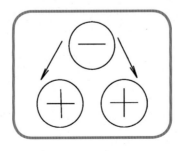

四罐（四平通调）：左右两侧平衡，各对称布两罐，因脏气的经络是左右各有一条，调理身体时，布罐一定要根据血流的方向，先金后银。如下图所示：

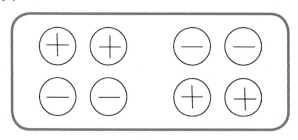

五罐（五行法）：在临床上可对某一脏器的特殊状况进行有针对性的处理，但布罐时一定要首先根据五脏开口方向及经血流向布罐，辨症处理，如布罐方向错误，临床上会损伤身体，引起相反的效果。

前胸功能区：

右肝肺　左脾肺

心脏的功能区不能扣罐，心脏有问题应在背部功能反射区或反射点处理；在身体问题特别严重需在前胸布罐时，前胸、后背需同时处理。

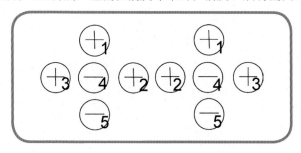

后背右　后背左

六罐（六坎）：一般用在身体一侧或两侧需要分开处理的身体，是一种可强泻强补之法，但临床一定要根据脏器的开口和血流的方向进行补罐。

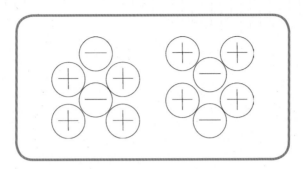

七上（强力通透）：七罐通透是在五行法基础上，在脏器的上端或下端同时再布两个同样的金罐，增强泻力或增强补力。

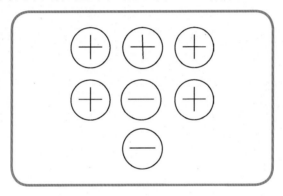

八下（一切拿下）：临床用于排便。

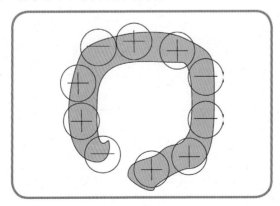

九罐（统调）：《易经》中九为最大，也表示整个过程圆满。从0~9，下次可从 0 再开始。身体调理第九次时，身体会产生不适，应缩短时间做第十次，让身体健康程度从新开始。

十（十归零）：身体得到完整的修护。

十一（重启）：重新查体，重新布十二罐。

5、理疗布罐注意事项

扣罐法在临床上应灵活运用，根据部位、脏形、身体问题轻重合理使用，临床上一定要根据脏器的开口、出入的方向来布罐。在临床上一定不要死学死用，在人体经络学中，我们已学过身体所有的经络及经络的走向、络的脏器，也知道血流的方向，布罐的方式要根据身体自然的原理使用。

（1）临床上一般哪条经络（脏器）有问题，就重点处理哪条经络，或上一条经络、下一条经络，实则泻之，虚则补之（根据经脉间的连接）。

（2）特殊穴位一般都在关节处，气血瘀堵致病点大多在人体骨骼关节处机率较大，理疗身体时，一定要重点理疗关节点！

（3）布罐一定要逆血流布罐，布罐手法重为泻血手法，轻为补血手法。临床应考虑它的内在道理，所以在临床上正确使用以上方式就可见到真正的效果。

七、运用中医的形、体、面综合诊断

临床判断人的身体状况可通过望、闻、问、切四诊来判断。

1、全身望诊

望神、望色、望形体、望姿态。

（1）望神

得神：得神即神气充足的表现。

少神：神气不足。

失神：神气衰败的现象。

假神：垂危病人出现精神暂时好转的现象。

神乱：精神错乱、神志失常、常见于癫痫病人。

（2）望色

正常中国人肤色为微红带黄。

病态色：

青、赤、黄、白、黑。

其黑为痛，黄赤为热，白为寒虚，青为寒痛。

五脏与五色：

肝—青，心—赤，肺—白，脾—黄，肾—黑。

五色主病

① 青：

寒症、淤症、惊风。临床：阴寒内盛、心腹疼痛、面色白带青、口唇青紫。

② 赤色：

热症。临床：满面通红，阳盛之突热症，午后两颧潮红，为阴虚火旺虚热症。

③黄色：

主虚症、湿症。临床：如橘子色，为阳黄，多属湿热。如烟熏色为阴黄，多属寒湿。

④白色：

主虚症、寒症、失血症、气虚症。临床：白色为气血不荣之侯。

⑤黑色：

主肾虚症、淤血症、水症（水症指阴寒水盛）。

（3）望形体

望形体主要是观察病人体型壮、弱、肥、瘦的情况。机体外形的强弱与五脏功能的盛衰是一致的，内盛则外强，内衰则外弱。

①壮：

强壮，骨骼壮大，内脏坚实，气血旺盛。

②弱：

身体衰弱，内脏也虚弱，气血不足，抗病能力也弱。

③胖：

肥胖，并非健壮。胖而能食，形盛有余。形盛气虚多以脾虚有痰，大腹便便，是因聚湿生痰，痰壅气塞。

④瘦：

消瘦，形瘦食多，是胃火炽盛。形瘦食少，是中气虚弱。形枯，是精气衰竭。

2、局部望诊

（1）望头面

①望头：

头为诸阳会所，精明之府，中藏脑髓。如小儿头形过大过小，智力发育不全，多属肾亏损。

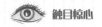

② 望面：

面浮肿、水病、疟腮，外感温毒之邪。

③ 望发：

发，肾之华，如稀疏易落干枯，为精血不足；片状脱发，血虚受风；白发，肾虚；少年落发，肾虚血热。

（2）望五官

① 望目：

肝之窍，五脏六腑精气皆上注于目。

中医分属五脏：

则目眦侯心，

目胞侯脾，

目睛侯肺，

黑睛侯肝，

瞳仁侯肾。

眦赤—心火。

白睛—肺热。

眼包皮红肿、湿烂—脾火。

目赤多眵（chi），迎风流泪—肝经风热。

目眦（zi）淡白—血亏。

白睛黄—黄疸，肝胆湿热。

目胞黯晦—肾虚。

目眶周黑—肾虚水泛之水饮症，湿寒下注的带下病。

② 望鼻：

肺之窍。

鼻流清涕—外感风寒。

浊涕—风热。

久流浊涕而腥臭者—感受外邪。

酒渣鼻—肺热。

鼻翼煽动—肺热。

肺肾精气衰竭—喘息症。

③ 望耳：

肾之窍，手足少阳经布于耳。

耳仑干枯焦黑—肾精亏损。

耳薄而枯—先天肾阴不足。

耳轮红肿流脓—肝胆湿热，耳背红络。

耳根发凉—麻疹先兆。

④ 望口唇：

脾之外荣。

若唇淡白—气血两虚。

青紫—寒凝血淤。

深红—热在营血。

干枯皲裂—外感燥邪、热炽津伤。

口角糜烂—脾胃蕴热上蒸。

口角流涎—脾虚湿盛或胃中有热，也可能虫积。

口歪斜—中风。

口开不闭—脱症。

撮口或抽掣不停—肝风内动或脾虚生风。

⑤ 望齿与龈：

齿为骨之余，骨为肾所主。

龈，胃之经脉络于龈。

齿黄而燥—胃热炽盛，津液大伤。

齿燥如布—阳明热盛。

干燥如枯骨—肾精枯竭。

稀疏松动外露—肾虚，虚火上炎。

睡中咬牙或齿—胃中有热或虫积。

（龈）淡白—面虚。

红肿—多胃火腐烂。

脱落—牙疳（牙根溃烂）。

出血红肿—胃火上炎伤络。

微肿—气虚、虚火伤络。

⑥ 咽喉：

肺、胃之门户。

咽喉两侧红肿疼痛—肺胃有热。

红肿溃烂—肺胃热毒壅盛。

红，娇嫩，肿痛不甚—肠胃阴虚火旺。

（3）望皮肤

皮肤居于一身之表，内合于肺脏，卫气循行其间，望皮肤应观其色泽、润枯、肿胀、斑疹、白㾦、痈、疽、疔、疖等。

① 色泽：

皮肤、目皆黄，为黄疸（肝胆之病，黄中显黑为黑疸，局部红如染脂、涂丹为丹毒。）

② 枯：

皮毛憔悴枯槁，为肺阴亏虚；枯如鱼之鳞，称肌肤甲错为淤血之症。

③ 疹：

点成片，色红紫凸起，起病于外感热病，多是邪热郁于肺胃不能外泄，内迫营血；如色深红多为热炽盛；色紫黯，多为热毒盛极，阴液大伤；色淡红淡紫，为气血不足或阳气衰微。

④ 肿胀：

皮干，虚浮肿胀，按之不起，水肿。

⑤ 白㾦（皮肤病的一种）：

水痘。白㾦又名白疹，晶莹如粟透明的小疱疹，多系湿郁肌表，汗出不彻所致。饱满者为顺，是湿热外达之侯；色枯空窍无液者为逆，是津液枯竭的表现，是水痘外感时邪，内蕴湿热所致。

⑥ 痈疽疔疖：

痈疽疔疖皆属疮疡一类的外科疾病。

痈：局部红肿高大，根盘紧束，热痛。

疽：漫肿无头，肤色不变，痛位较深，无热少痛。

疔：麻痒，变白而痛。

疖：起于浅表，形圆，红肿，痛，化脓即软，脓溃。

3、望排出物

（1）痰

痰白清稀，寒症。痰黄浓稠者，热。痰少而黏，难于咯出，燥。痰白滑量多，易咯出，湿。痰中带血，多见于肺阴虚和肝火犯肺。

（2）呕吐物

呕吐物清稀无酸臭味，寒。呕吐物秽浊有酸臭味，多热。食物不消化味，酸腐，伤食。呕吐黄绿苦水，肝胆郁热或湿热。呕清水，胃脘有振水声，痰饮。吐血鲜红紫黯，有块夹食物残渣，属胃火伤络或肝火犯胃，胃腑血瘀。

（3）大便

大便清稀水样，寒湿泄泻。大便清稀，完谷不化，脾虚泄泻或肾虚泄泻。大便黏冻，夹有脓血，多属痢疾，是湿热蕴结大肠，大肠传导失职所致。大便燥结，干如羊屎，排出困难，肠道津亏。大便带血，色鲜红，在便前或便后，属风热灼伤肠络所致肠风下血，痔疮肛裂出血。血黯红或紫黑，与大便均匀混合，肝胃郁热，脾胃虚寒或血气淤滞。

（4）小便

小便清长而色白，寒症。小便短而黄大，热症。尿中带血，热伤于络或脾肾不固，湿热蕴结膀胱所致。

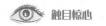

4、望舌

舌质分舌色、舌形、舌态、舌络。

见下图：

内容		舌象	特点	主病
舌质	舌色	淡白舌	较正常舌色浅淡。	虚症或虚寒症。
		红舌	舌色深于正常舌。	热症。
		绛舌	舌体呈深红色。	内热深重。
		紫舌	舌体呈紫色。	淤血。
	舌形	苍老舌	舌质纹理粗糙，坚敛苍老。	实症，热症。
		枯干舌	舌体干瘪。	津液损伤。
		胖大舌	舌体胖大肥厚。	水湿痰饮阻滞。
		瘦薄舌	舌体瘦小而薄。	阴血亏虚。
		齿痕舌	舌体边缘有牙齿痕迹。	脾虚，湿盛。
		裂纹舌	舌面见明显裂纹。	阴液亏损。
		芒刺	舌乳头增生，肥大，高起如刺。	热邪亢盛。
	舌态	强硬	舌体强硬，运动不灵，言语謇涩。	热入心包，痰浊内阻，中风先兆。
		痿软	舌体软弱，伸卷无力，转动不便。	气血虚极，阴液亏损。
		歪斜	舌体偏斜于一侧。	中风或中风先兆。
		颤动	舌体震颤不定，不能自主。	虚风内动或热极生风。
		短缩	舌体紧缩不能伸长。	危重症候。

		吐弄	吐露口外为吐，时吐时收为弄。	心脾有热。
	舌下络脉		络脉细而短，色淡红。	气血不足。
			络脉粗，色青紫、紫红、紫黑色，曲张。	血瘀。
舌	舌色	白苔	苔薄白或白厚。	表症，寒症。薄白为表寒，白厚为里寒。
		黄苔	苔色见淡黄，深黄或焦黄。	里症，热症。淡黄为热轻，深黄为热重，焦黄为热结。
		灰苔	苔色为浅黑带淡青色。	里症。灰而润滑为寒湿或痰饮，灰而干燥为热炽伤津或虚火。
		黑苔	苔色为棕黑或焦黑色。	里症。黑而燥裂为热极津枯，黑而润滑为阳虚寒盛。
苔	苔质	薄苔	见底。	正常舌苔，或病邪在表，疾病轻浅。
		厚苔	不见底。	邪盛入里，病情较重，或痰湿食积。
		滑苔	苔面水分过多，扪之滑利而湿。	水湿内停。
		燥苔	舌面干枯，扪之无津。	热盛伤津，阴液亏损。
		腐苔	苔如豆腐渣，揩之可去。	食积，痰浊。
		腻苔	舌面覆盖一层油腻状黏液，不易刮去。	湿浊，痰饮，食积。
		光剥苔	舌面光洁如镜。	胃阴枯竭，胃气大伤。
		花剥苔	舌苔剥落不全，剥脱处光滑无苔。	胃气阴两伤。

5、望形体

（1）整体形体

形体显现如下：

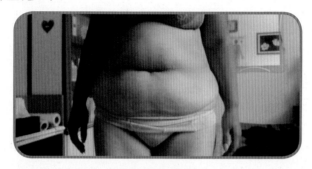

气血虚严重，中气不足，寒瘀、水湿瘀结腹部所致小腹部位肥大。

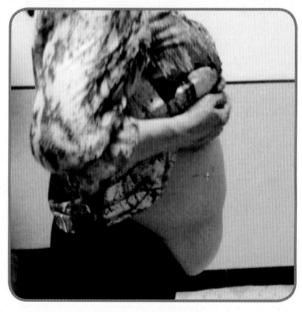

伤气、伤血严重，五脏六腑寒湿严重，因胞中、肾、膀胱严重气血不足，排泻无力，导致体内水湿排泄困难，所致腹部胀大。

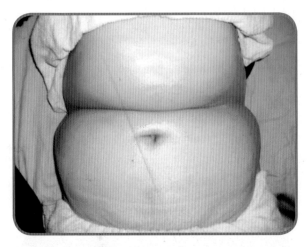

五脏六腑寒湿严重，身体亏血、亏气严重，导致体内水湿无法排出体外。

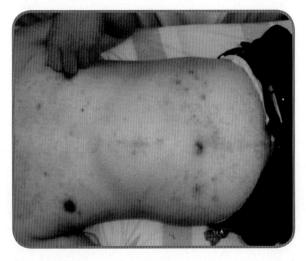

五脏六腑湿热排泄。

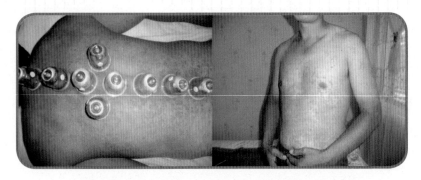

全身皮癣严重：内脏气血深层寒结，五脏六腑毒素排泄困难，内热毒侵蚀肌肤。

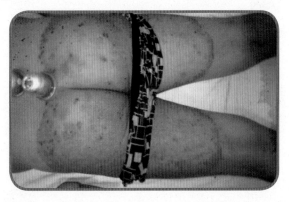

内因肾、膀胱区严重供血不足，导致体内毒素无法排泄而致毒素堆积，侵蚀于臀部和大腿上部。

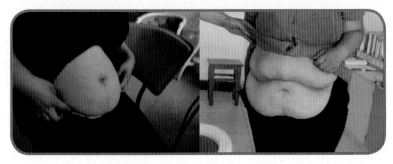

产后严重伤气伤血导致严重的中气不足，脏腑内在器官下垂严重。

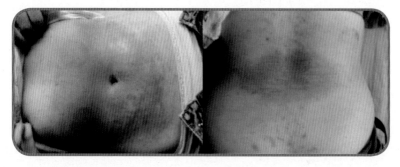

这是山东潍坊昌邑一位女性腹部、后腰部调理后表现出的症状。她从十六岁来经血起，每次来经血都疼痛得死去活来、惊天动地，不是去医院治疗，就是大把地吃止痛药，十几年间，非常痛苦。她身体发病的实际原因是，少年时受寒凉严重，寒凉陈旧沉着在大小肠、后肾区。通过我们对症地食调、理疗后，在其腹部神厥穴周围及后肾区排出许多恶臭液体。十几年根本没人能给治的痛经在我的帮助下完全给调理好了，调理期间没吃一粒药。据她本人讲：十几年中因无法忍受每次经期的疼痛，多次想到自杀。

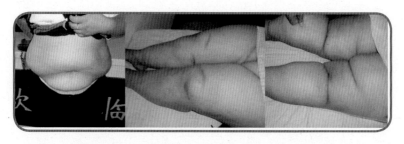

亏气亏血严重，中气严重不足，排泄困难导致体液、毒素、垃圾严重堆积于下肢。

（2）背部形体

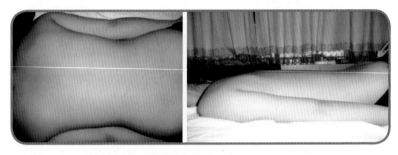

这是健康女性的背部形体显现图，背部平整、左右两侧对称、肌肉肤色润滑红润，这表明内脏各器官气血平稳。

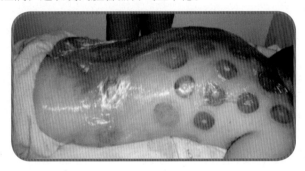

这是一位中年男性的背部，因胃寒、肝脾气血寒结所致背部胸椎处凸起胀大的背部。

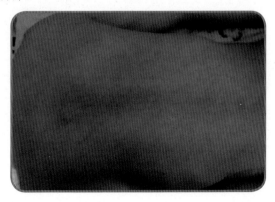

中年女性的背部，背部肌肉僵硬无血色，肝脾区胀满下垂，是典型的因气血不足、中气不足、内寒、肝脾水湿严重、气血不能运行至皮肤所致。

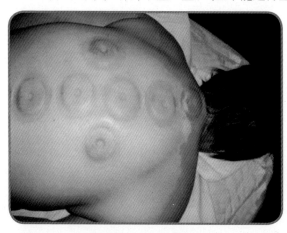

在北京已治疗了六年糖尿病的中年女性的背部，却是越治病情越严重，背部胀满严重，其病因是五脏严重的陈旧性受凉，造成肝脾积水严重。

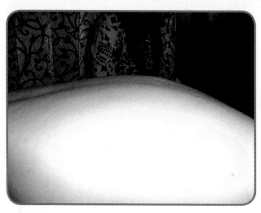

五脏、胃陈旧性受凉，肝脾水湿胀大导致胸脊突起严重。

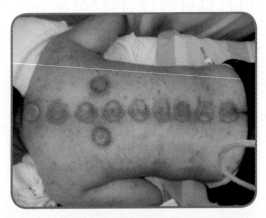

气血较旺的顾客背部，五脏六腑因食凉、受凉，内湿热侵蚀于表。

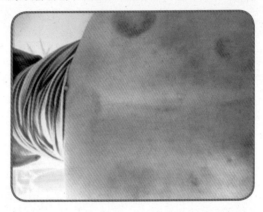

中年男性，内脏气血已严重不足，五脏陈旧性受凉，气血严重瘀结于五脏内（后背部是人体五脏反射区），导致背部肌肉僵硬，气血不荣肌肤。

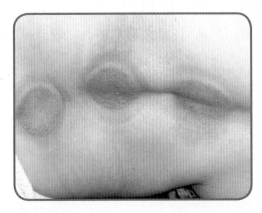

这是一位肾部严重供血不足，肾部气血寒瘀导致腰椎节变型的顾客的后腰部显现图。

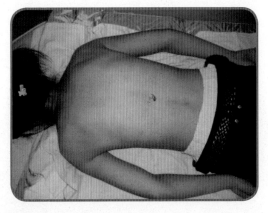

这是一位背部僵硬、已弯曲的女孩的背部。病因：内脏受凉，肾部受凉及后背部受凉是发病最主要的原因，病因不陈旧，如果能科学引导饮食并配合正确的理疗，背部僵硬、弯曲状况会调治过来。

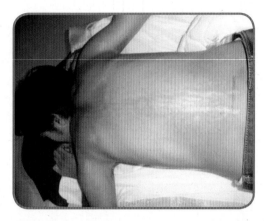

　　这是一位三十三岁男性的背部：背部大椎陈旧性僵硬弯曲。发病原因：完全是因内气血虚时，外凉、寒湿侵入肾、椎骨所致。据其本人讲，二十多岁时，夏日性生活过后完全睡在凉地上一晚，后腰椎一直感觉不适，发展至今天状况。调理最佳期已过，骨节僵硬变形，不可调。在此提醒大家，身体内外千万都不可受凉，已受凉者千万尽早对症调理。

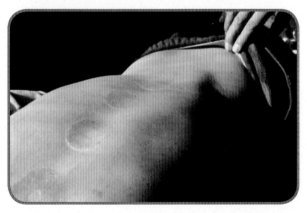

　　年仅三十多岁男性顾客的背部，医院已确诊为尿毒症。背部观察：两肾区完全凹陷，右肾凹陷更为严重，已丧失功能；肝脾区胀大、下垂极为严重；五脏区、体内积水非常严重；身体亏气亏血非常严重。

　　发病原因分析：

① 膀胱、肾部气血损伤非常严重，导致肾排泄功能丧失，肾气衰枯。

② 五脏、胃受凉，受寒极度严重，导致五脏内积水严重，脾脏运养不足，生血、造血困难，加重了肾功能丧失。

③ 全身亏气亏血特别严重。

病至这种地步，我们也是无能为力，仅能在饮食上正确引导加以帮助。

例如食调引导：① 破内寒、五脏寒、胃寒为主；多食温热性食物，如姜、花椒、韭菜、羊肉等温热温补性食物。② 饮食食疗利水、排湿；食红小豆、冬瓜、鲫鱼、薏米等利水食物，利尽体内水湿，对其身体根本调理极为重要。③ 加快补阴补血；多食阿胶、枸杞、熟地、羊肉等食物。

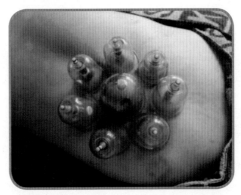

这一顾客背部显现：左侧脾脏部位狭窄，右侧肝脏部位特别宽大，说明左侧身体阴虚，左侧脾脏功能虚弱；右侧阳气盛，气血最主要瘀结在右侧肝脏内，说明肝脏胀大严重，同时也说明体内寒湿沉着瘀堵在肝脏内严重。这样形体的人会出现心脏供血困难的问题。

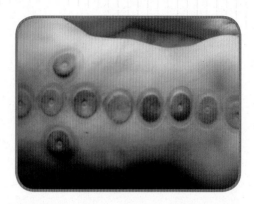

　　这一顾客背部显现肌肉僵硬、无弹性、肌肤不润滑不光泽，从背部整体形状就可判断体内因寒或毒素瘀结、压迫造成五脏六腑气血瘀结于内。

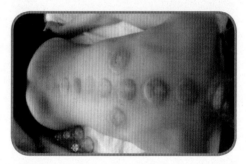

　　因胃受凉严重，胃寒侵袭肝脾，致肝脾内气血寒结，肝脾水湿胀大严重。两肩胛骨处明显凹陷，说明肝脏气血瘀结，造成心脏供血困难。

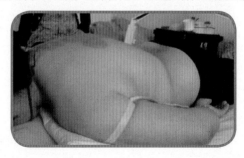

肝部胀大水湿，肾部凹陷亏血。

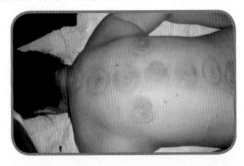

后背脊骨僵硬，两肩胛骨处凹陷。这种情况一般为胃陈旧性受凉严重伤及五脏，肝脾肾寒气瘀结严重，阴经气血回流心脏困难导致心脏气血不足之症。

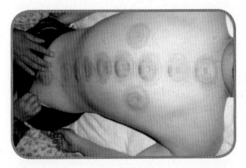

中焦、上焦陈旧性寒结、气结严重，肝脾胀大下垂，胃下垂，小腹、后肾气血虚严重，产生排泄困难，这也是典型的导致糖尿病病因之一。

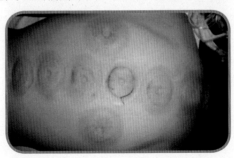

因胃寒伤及五脏，导致肝脾区气结胀满，肝脾水湿下垂严重，心脏血严重供不足。

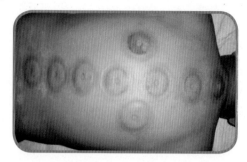

因凉同上。

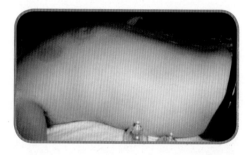

因胃凉，寒气瘀结于胃严重，导致胃对应区胀大。

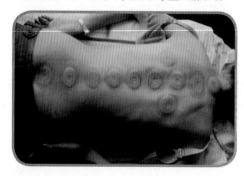

因寒或毒素瘀堵、压迫导致五脏气结于内。

观察这一顾客两腰眼区及膀胱反射区，两腰眼区颜色深暗说明两肾脏已严重供血困难，膀胱反射区说明膀胱、尿道已产生炎症，其炎症为溃疡症。

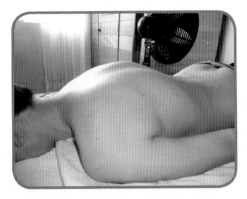

案例：河间一位40岁左右的女性，多年医院诊断为胆汁回流性胃炎，但多年多地治疗多年无果。

形体观察：肝脾区胀大凸起严重。

诱发病因：是胃寒伤及肝脾，造成肝脾寒症气血瘀结所致。

健康者的后背形体肤质应细润、光滑、统一、不显现其它任何肤色，背部、脊椎平整，脊椎两侧对称、均衡。

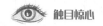

八、临床调理身体运用的自然疗法

1、清肠排毒及临床问解

清肠排毒不是一个新概念，国内推广经营这一项目比较晚一点，大约从2000年起。市场初期比较活跃，但是产品研发和理论基础都很薄弱；论点也很多，但许多人只是凭想象来发表自己的见解。从接触清肠产品开始，十几年中我经营了十几家同类产品，经营一段时间后市场上就找不到这种产品了。大多数产品理念还可以，但实际用于临床上时缺乏专业的、系统的、持续性的跟进服务，所以达不到人们的期望，无法维持长久的市场生命力。十几年中我行走于各地美容院、养生馆、医院美容科，亲自跟踪临床，认真总结，运用清肠促进宿便的排泄、增加毒素与垃圾代谢，结合其他健康养生文化，形成了临床上特有的一套健康调理理念与方法；因调理效果惊人，这些年逐渐引起了国内许许多多化妆品市场的注意，并引起近几年养生行业内对排毒的炒作，完全没有学术依据的排肝毒、排胆毒、排肺毒、排肾毒等各色排毒方法，并且这些排毒方式没能坚持做长久。

这些排毒产品到底是些什么成份？它通过什么原理能从人们体内排出各种各样的东西？这些排毒方式对人体到底有没有伤害？是害大还是利大？没有论证总结。基于此，我在推出养生理念时，要求百利而无一害，要求自然、没有一点点对顾客的伤害，总结这种临床排毒的方式无私地教给大家。

下面是使用方法、注意事项及疑惑说明。

（1）清肠排毒产品

清肠产品成份是以完全可食用的绿色食物组成，其主要成份有酵素、水苏糖、乳酸菌、姜提取物、生理盐等科学配方，结合中外同类产品特点，经过 10 年临床研究开发的新一代清肠排毒产品，补充了中外同类产品临床上的不足，使产品更加适应人们身体且绝对安全。

（2）清肠排毒、清肠排便的过程与方式

清肠排毒是运用肛门进入结肠的路径，将产品温水稀释后，液体温度在 37~39℃之间，经肛门直接灌入体内，运用外力按摩蠕动，使大肠内燥结、紧贴在肠壁上像石头一样硬结的宿便，从肠壁上脱落下来，自然排出体外的过程。

（3）便秘的人通过清肠排便的方式可以完全解决或改善便秘状况吗?

清肠排便可以解决便秘状况，或明显改善便秘状况，但清肠不仅为解决一时便秘状况，最主要的是为养肠，修复多年来损伤的肠道，更重要的是通过清洗肠道，可以加快身体各组织器官毒素排泄，改善整个身体健康状况。

（4）清肠过程操作步骤

① 清肠前首先让顾客入厕排便。

② 在腹部轻轻按摩 10~15 分钟，促进粪便与大小肠分离。

③ 灌肠前让顾客左侧卧位，将灌肠液挂起，输肠器头润滑后入肛门 2 指深。

④ 液体灌入体内后，让顾客平卧位并将臀部垫高，防液体倒流出体外。

⑤ 根据肠型逆时针按摩腹部，使液体深层渗入横结肠与升结肠中，加之左右按摩，软化粪便，使宿便从肠壁脱落。

⑥ 在顾客十分有便意时，让顾客如厕，排空肠道。

⑦ 理疗腹部、腰部、膀胱反射区，结束。

调理肠道时一般 3 天一次，保养调理可 5 天以上一次，调理最少 20 次为一疗程，次数再少效果不明显，如果能坚持 3~4 疗程，身体变化最明显，在我们调理顾客身体时，可以肯定地讲，没有一位顾客身体不向

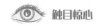

好方面发展，而且变化很大，肥胖的人完全可瘦下来，瘦弱的人完全可健壮起来。

（5）清肠时正常身体反应

清肠时身体会出现腹胀、腹坠、腰部坠痛的感觉，有恶心、头晕等症状。

（6）哪些人群不适应清肠

① 严重的心脏病患者。

② 严重的肿瘤、血管瘤患者。

③ 痔疮出血期。

④ 肝脏功能严重受损者。

⑤ 孕妇。

⑥ 肠道手术一年内患者。

⑦ 有肠道疝气病史者。

（7）清肠时对水的要求

清肠时必须使用过滤后的纯净水，并且水的温度必须控制在37~39℃之间（与身体温度接近）。

（8）清完肠道后其他器官的毒素也能代谢出来吗?

清洁肠道后，它不仅将肠道内毒素排出体外，还能使身体其它器官毒素代谢加快，排出体外。

（9）长期使用会增加身体的免疫力吗?

长期使用会增加身体的免疫力，因身体内体液、血液清洁，身体通透性加大，外界感染的病毒细菌不易在体内储存、停留。

（10）儿童也可以使用清肠吗?

儿童完全可以清肠，但不提倡儿童清肠，应在饮食、生活习性上科学引导、护理孩子，养成良好饮食、排便习惯。特殊状况下须清肠调理。

（11）老年人清肠会不会有危险呢?

老年人清肠会有危险，因老年人气血不足，心血管问题过大，清肠时原有陈旧粪便排出体外后，体内空间加大，改善了内循环空间，心脏会因一时供血不足而有可能产生危险。

（12）什么人不需要清肠？

所有的人都需要清肠，因所有的人体内或多或少都会储存毒素及垃圾。

（13）什么时间清肠最合适？

清肠最佳时间应在晚间或下午，因晚间是身体代谢吸收最旺盛的时间，清肠后更会加大、加快身体代谢，轻松的身体更有利于晚间的休息。

（14）清肠后用不用大量喝水？

清肠后需要大量喝水，并大量进食粗纤维蔬菜及水果，来加快体液循环，加速体内毒素排泄。

（15）清肠是一种中医疗法吗？

准确地讲它是一种自然疗法，利用自然可食用的绿色食物，运用物理学原理做的一种顺应自然的养护。

（16）以前用过别的品牌的清肠产品现在还需要做吗？

清肠排毒应是一种长期养生、保健的行为，是一种能坚持一生、有坚定理念的行为，我们的产品是结合了中外同类产品的优点，补充了中外同类产品中的不足，经十年临床开发研制的新一代排毒产品。

（17）清肠会不会有不舒服的感觉？

清肠时身体不会产生不舒服的感觉，因身体不受外在压力和刺击，它是在水的自然压力下缓慢流入体内，不会产生不适，反而清肠后身体会感觉轻松舒适，只要清洗过肠道，对身体来讲都有效果。

（18）自己在家做应该注意些什么？

手法要领及水的温度，以免受凉引起内寒。

（19）孕妇可以清肠吗？

前期可以，但应根据状况调整灌入液体量，不能按摩，顾客最好在计划怀孕前清洁肠道，清洁体内毒素，净化体内环境。

（20）用这个产品会不会产生不良反应？

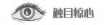

无任何不良反应，因产品是完全可食用、无刺激绿色食品组合。

（21）清肠时排量的多少与产品的效果有直接关系吗？

无直接关系，只与体内储存宿便多少有关系或宿便的干结程度有关。

（22）体内毒素堆积过多，清肠液可以加量吗？

不可以，因为清肠排毒，不是一次性的行为，它需要逐步清洁，代谢体内宿便和毒素不能操之过急。

（23）体质特别虚弱的人群清肠时该注意什么？

清便后体内空间加大，内脏的内压减轻，体质特别虚弱的顾客会因为内脏亏血导致内脏某些器官一时血液供应不足而产生眩晕、恶心状况。所以清肠后不可剧烈运动，建议立刻卧床休息至少半小时。

（24）可以试做吗？

可以，我们有专门的体验套装，你会感受出身体有明显的好转。

（25）清肠排毒有依赖性吗？

不会有依赖性，因为使用的产品为绿色食品组合，使用的方法为物理疗法。

（26）清肠排毒对肠道有刺激和损伤吗？

清肠排毒对肠道没有任何刺激和损伤，清肠的目的是修复已经损伤的肠道，改善肠道的环境，调节身体生物钟。

（27）不便秘的也可以清肠吗？

不便秘的顾客也需要清肠，不便秘不代表体内没有宿便、垃圾、毒素。

（28）清肠期间有禁食的食物吗？

清肠期间应禁食燥结的食物、黏米类和难以消化、排泄的食物。

（29）清肠后1~2天反而排便不正常了，是什么原因？

因大肠内大部分陈旧粪便已排出，内排泄空间加大。

（30）清肠时配兑的水温和水量有限制吗？

有，配兑的水温必需与体温相接近（37~39℃），水量最多不超过600ml，老人、儿童酌情减量，因人而异。

（31）清肠液体进入体内后停留多长时间属于正常？

清肠液体进入体内停留时间长短无定论，顺其自然，个别人会因大肠内粪便燥结，吸水性强，停留时间会更长。

（32）清肠液体进入体内长时间不排除对身体有危害吗？

没任何害处，因清肠液成分为纯净水、可食绿色食品，它们对身体不会产生任何危害。

（33）清肠后为什么会有恶心、头晕的现象？

正常的好转反映，因清肠后腹腔内空间加大，内压减轻，内循环环境改善，身体会产生反应如恶心、头晕等症状。

（34）清肠可以将便秘彻底治愈吗？

可以彻底治愈，清肠的目的就是为了改善肠道的内在环境，调节肠道代谢功能，完全可以治愈长期便秘。

（35）清肠与肤色有关系吗？

有直接关系，体内毒素过多，肤色暗淡无光、萎黄。体内毒素少，身体通透，肤色自然就干净。

（36）清肠后腹胀是什么原因？

硬便、宿便吸水后膨胀。

（37）有痔疮的可以清肠吗？

可以。在不出血期间可以清肠，痔疮是因大肠内有湿热，清肠后可改善，有益于痔疮的治疗。

（38）清肠后有饿的感觉属正常吗？

属于正常情况，清肠后内空间加大，肠道环境改善，胃消化力增加，肠道对食物的营养吸收加快，是身体好转反应的表现，但应控制食量，减轻肠道负担，加快肠道功能的修复。

（39）经常腹泻的人也可以清肠吗，体内也有毒素堆积吗？

可以，清肠后可以改善腹泻状况，因腹泻很可能是肠寒、肠蠕动无力、吸收功能差引起的，长期腹泻不代表体内无宿便和毒素堆积。

（40）清肠可以减肥吗？

清肠可以减肥，但清肠过程不仅为减肥，清肠时肥胖的人体重明显减轻，但瘦弱的人体重会明显增加，身体健壮起来。

（41）医院里的清肠与保健品的清肠茶和我们的自然体饮有什么区别吗？

完全不同的方式，医院清肠是用强碱性肥皂泡沫粉，严重损伤肠道内酸性环境，破坏肠道内菌群。

（42）可以天天清肠吗？

也可以，但不需要。调理身体时，应3天一次，做日常保养5~7天一次。

（43）清肠时怎么知道体内的毒素和宿便是否清理通透？

清肠时体内毒素的多少、排泄的多少可以根据眼球虹膜变化直观对比；体内的宿便可根据腹部的柔软度、排便状况、排气状况来粗略判断，无直观对比。

（44）疗程结束后还需要继续清肠吗？

疗程结束后还需要继续保养清肠，一直保持身体的通透性，疗程期是为了给顾客在短时间内将身体状况调理好转。

（45）清肠对结肠炎症有效果吗？

有直接效果，清肠时减轻肠道负担，对肠道的治疗恢复起到奠定基础的作用。

（46）清肠后身上起小红疹是什么现象？

是体内热毒通过皮肤表层向外代谢的一种症状。

（47）清肠前几次无任何异常是什么原因？

个体差异不同，身体状况不同，应继续坚持，后期状况会改善。

（48）为什么会有肠鸣现象？

是肠道通透的前兆，直到能排出气，说明以前宿便瘀堵严重的肠道已明显得到改善。

（49）水流的自然压力会不会影响到肠功能？

水流的压力根本不会对肠壁产生压力。

（50）每个人都可以清肠吗？

每个人都可以清肠，但必须根据体质的差异将风险放在第一位，正确评估身体状况并采取保护措施。

（51）清肠期间排便颜色异常属正常吗？

正常，排便颜色异常是因常年堆积的宿便在体内出现腐败现象和肠道内毒素排出体外的一种现象。出现红色便可能与肠壁出血有关；黑色便是肠道陈旧的、腐烂的毒素；粘稠青色的便为痰毒。

（52）轻微的便秘一个疗程能清完吗？

轻微便秘一疗程基本能解决便秘状况，但最主要应注意饮食结构、生活规律，调节好身体的生物钟和肠道的机能。

（53）便秘严重的要几个疗程？

严重便秘者清肠排毒最好在两个疗程以上，根据其便秘情况、时间长短、年龄、气血状况，坚持清肠都会得到根本的改变，清肠时科学地安排饮食、调理气血、调节身体生物钟、促进肠道功能的修护。

（54）清完肠以后能自主排便吗？

清完肠后基本都能自主排便，临床上应根据病症、时间长短、身体状况调整处理方案。

（55）清肠排毒对糖尿病有辅助作用吗？

清肠对身体疾病的治疗都有辅助调理作用，对前期糖尿病临床效果更明显。

（56）平时排便正常为什么总觉得排不干净呢？

这种状况是肠道机能衰退，肠道括约肌收缩无力，中气不足。

（57）每天都排便但觉得肚子胀、发闷？

有宿便和毒素的瘀堵。

（58）每天都排便 1~3 次为什么还能感觉肚子胀想排排不出去呢？

中气不足，便溏前期症状。

（59）身体怎么会有这么多毒素？

身体的毒素来自于日常生活，食物中的添加剂、防腐剂、农药、化肥、水质的污染、空气的污染等等。

（60）清肠对妇科疾病有没有改善呢？

有明显的改善，清肠后会改善体内毒素的代谢，会改善体内环境，减少身体负担，对妇科病的治疗有明显辅助作用。

2、通过物理学手段对症理疗与食疗相结合

（1）经络学

物理疗法是在无损伤、无刺激、无毒副作用的情况下，根据力学原理进行的理疗方法。对人体进行健康理疗的前提条件是，首先要了解人体的经络走向，也就是气血运行的轨迹及经络与经络之间的关系，脏器与脏器之间的关系；辨证、对证地进行理疗、调理。

维护人体生命的最主要部分为气血，中医上称为营气。而保持身体健康的最基本条件是气血充足、阴阳平衡。阴阳平衡是指气血在全身、上下、前后、里外、四肢均匀。在身体血管当中，没有瘀堵。没有供血不足，没有供血过足的情况。

血管是运输血液的组织。在中医上称血管为脉，经络后期称为经脉，其意思就是血液经过的主要主线，络则是网络的意思。

脉按大小、深浅的差异分别称作为"经脉""络脉""孙脉"或称之为"孙络"，用现代医学的角度来分析，经脉主要是指身体上的大动脉与大静脉。它联系人的肢体与内脏。络脉是指在身体皮层以下的肌肉层之间的毛细血管，而"孙络"就是指人的皮肤表层中的毛细血管末梢。

中医认为，风是人体百病之首，百病来源皆由身体受邪风侵袭而成，而邪风的侵袭，始初是邪风侵入人体的孙络，其次侵入人体的络脉，最后侵入人体的经脉，病在腠理，也就是说在皮肤的表皮，毛孔受风不涨开，血脉不通最好治；而风邪侵入到经脉中，就会导致气血不通，皮肤肿胀，

痛疼瘀结，但也比较好治，但风邪一旦侵入经脉当中，就会随经脉的流动侵入内脏器官组织中去。病就会产生在人体内脏，就不好治了；最后内脏中的风邪一旦侵入人体的骨中，那就不用治了。所以说经络学很重要。认识了经络学我们就知道，受风邪的部位经络，经过的途径及伤害内脏的部位，那我们就有相应的治疗方法、方案。

人体中的经脉是由十二条正经和八条奇经组成。

手有三条阴经，三条阳经组成，手三阴、手三阳。

足有三条阴经，三条阳经组成，足三阴、足三阳。

手足的内侧各有三条经属阴经。手足的外侧各有三条经属阳经。

两侧各有经，相互对应。手有六条经脉，足有六条经脉，则十二条正经。

三阴三阳经从其阴阳、气的盛衰又分为：

阴气最盛的为太阴，其次为少阴，再次为厥阴。

阳气最盛的为阳明，其次为太阳，再次为少阳。

五脏：

肺、心、肝、脾、肾。"藏精气而不泻"称为脏，脏为阴。

六腑：

胆、胃、大肠、小肠、膀胱、三焦。"传化物而不藏"的称为腑，腑为阳。

阴经属脏而络于腑，阳经属腑而络于脏，构成了阴与阳。

脏与腑之间的表里相合关系。

手三阴有：

手太阴肺经，手厥阴心包经，手少阴心经。

手三阳有：

手阳明大肠经，手少阳三焦经，手太阳小肠经。

足三阴有：

足太阴脾经，足厥阴肝经，足少阴肾经。

足三阳有：

足阳明胃经，足少阳胆经，足太阳膀胱经，
他们之间表里相合，一阴一阳，衍化为三阴三阳。

太阴　　　　阳明
少阴　　　　太阳
厥阴　　　　少阳

脏腑的表里关系为：

脾★胃／肝★胆／心★小肠／心包★三焦／肺★大肠／肾★膀胱

足少阴肾经 —————— 足太阳膀胱经

足太阴脾经 —————— 足阳明胃经

足厥阴肝经 —————— 足少阳胆经

手太阴肺经 —————— 手阳明大肠经

手少阴心经 —————— 手太阳小肠经

手厥阴心包经 —————— 手少阳三焦经

经脉之间，脉相联，循环无端，但气血流通方向是一定的。

大家都知道五脏的气血功能：心是供血的，气为推血的，气为血之帅。
在肺气的作用下，血是从手三阴运行到手指端进入手三阳。从手三阳运
行到人的头部进入足三阳，从头走到足部脚趾进入足三阴，从足进入腹，
进入胸，进入心脏。

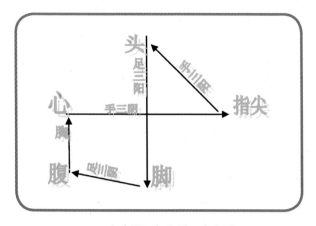

人体阴阳气血循环流向图

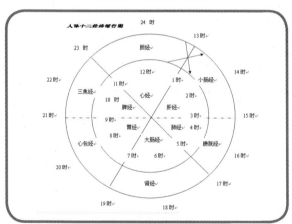

子午流注详解图示

十二经脉相互衔接表

肺内→①手太阴肺经┐

　　　　↓ ---- 手食指端

　┌②手阳明大肠经┘

鼻旁 -- ↓

```
     └③足阳明胃经┐
          ↓ ---- 足大趾内侧
  ┌④足太阴脾经┘
心中 -- ↓
  └⑤手少阴心经┐
          ↓ ---- 手小指端
  ┌⑥手太阳小肠经┐
内眦 -- ↓
  └⑦足太阳膀胱经┐
          ↓ ---- 足小趾端
  ┌⑧足少阴肾经 ┘
胸中 -- ↓
  └⑨手厥阴心包经┐
          ↓ ---- 手无名指端
  ┌⑩手少阳三焦经┘
外眦 -- ↓
  └⑪足少阳胆经┐
          ↓ ---- 足大趾外端
  ┌⑫足厥阴肝经┘
外眦 -- ↓
  └①手太阴肺经
```

十二（四）经脉流注表

```
→①手太阴肺 --- →②手阳明大肠
                    ↓
  ④足太阴脾←--- ③足阳明胃
    ↓
```

⑤手少阴心 − − −→⑥手太阳小肠

↓

⑧足少阴肾←− − −⑦足太阳膀胱

↓

⑨手厥阴心包 − −→⑩手少阳三焦

↓

⑫足厥阴肝←− − −⑪足少阳胆

↓

①手太阴肺

奇经八脉：奇经八脉也分为阴经阳经，有四条阴经，四条阳经。

四条阴经：任脉、冲脉、阴跷脉、阴维脉。

四条阳经：督脉、带脉、阳跷脉、阳维脉。

但奇经八脉中，督脉有总督全身阳经的作用。

任脉有总任、调节全身阴经的作用。它和十二经脉紧密协作，合成十四条大经脉，完成协调全身阴阳的作用。

八脉有督脉、任脉、冲脉、带脉、阳跷、阴跷、阳维、阴维合称八脉。

经脉脏腑配合五行表：

阴经　手太阴肺　足少阴肾
足厥阴肝　手少阴心　足太阴脾
手厥阴心包

五行：金、水、木、火、土、相火

阳经：手阳明大肠　足太阳膀胱　足少阳胆　手太阳小肠　足阳明胃　手少阳三焦

十五络脉分布

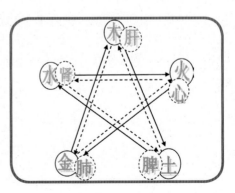

十二经脉在四肢部分各分出一络。再加上躯干部的任脉、督脉及脾之大络，总为十五络脉。四肢部的十二络，主要沟通表里两经，又有循行路线补充经脉循行的不足。躯干部的三络，分布于身前、身后、身侧，起贯通气血的作用。络脉与经脉都是起加强表里两经间关系的作用。所不同的是，经脉主内，没有所属穴位，也没有所主病症。络脉则主外，各有一络穴并有所主病症。

十五络脉的穴名分布如下：

手太阴肺经络（列缺）（偏历）手阳明大肠经络

手厥阴心包经络（内关）（外关）手少阳三焦经络

手少阴心经络（通里）（支正）手太阳小肠经络

足阳明胃经络（丰隆）（公孙）足太阴脾经络

足少阳胆经络（光明）（蠡沟）足厥阴肝经络

足太阳膀胱经络（飞扬）（大钟）足少阴肾经络

任脉络（鸠尾）

督脉络（长强）

脾之大络（大包）

中医认为得病是因风邪，风邪侵入顺序为皮（孙络）—络—经—腑—脏（已形成病），但所形成的，脏腑、经络的病能反应在皮肤上。如：色多青则痛，多黑则痹，黄和赤色则热，白色则寒虚。看形也可以，看到凸起则有风有湿，凹则气血不足。在临床上，经络反映身体的病症，有时可为局部的。病情的原因可能是一条经络的，也可能是多条经络的。但我们只要能分清哪是虚症的、不足的（气血不足），哪是实症的、过盛的（气血十分充足）就好，但它们之间形成的唯一原因是因不良的生活习性，不科学的饮食，无意中对身体的损伤，而造成的经络与经脉之间的不通。受风邪是不通的最主要因素。但内在的气血不足，内虚是使过盛风邪浸入人体而形成病的主要原因。经络中气血阻滞而不通畅，就会造成有关部位的疼痛或肿胀。气血郁积过盛而化热，就会出现红肿热痛症状，这就是实痛症。它是真正形成病了，而气血不足，出现麻木、肌肤萎软及功能减退，就是虚症、不足症。如果经络的阳气（包括卫气）、元气不足，就会出现局部发凉与全身怕冷等症，这就是中医上讲的阳虚寒盛；经络的阴气不足而阳气亢盛，则会出现五心烦热或全身发热等症，这是中医上讲的阴虚阳盛，阳盛则热。

（2）十二经脉循行部位及主要病证

① 手太阴肺经

起于中焦，下络大肠，还循胃口（下口幽门，上口贲门）通过横膈膜，属肺，至喉部，横行至胸部外上方（中府穴），出腋下，沿上肢内侧前缘下行，过肘窝，至腕入寸口上鱼际，直出拇指之端（少商穴）。

[分支]从手腕的后方（列缺穴）分出直行至食指桡侧端（商阳穴），交于手阳明大肠经。

[主要病症]胸闷胀满，缺盆疼痛，喘咳，气逆，心烦，掌中热，中风，小便频数而赤，桡臂痛，咽喉肿痛，肩背痛等。

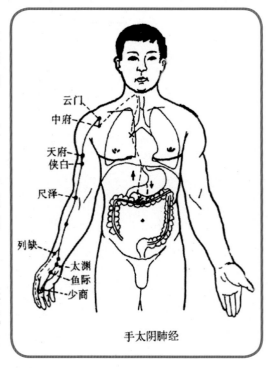

云门
中府
天府
侠白
尺泽
列缺
太渊
鱼际
少商

手太阴肺经

② 手阳明大肠经

起于食指桡侧端（商阳穴），经过手背行于上肢伸侧前缘，上肩，至肩关节前缘，经第七颈椎脊突（大椎穴）。下入锁骨上窝（缺盆穴），进入胸腔络肺。通过膈肌下行，入属大肠。

[分支]由锁骨上窝上行，经颈部至面颊，入下齿中，出于口角和上唇，左右交叉于人中，至对侧鼻翼旁（迎香），交于足阳明胃经。

[主要病症]下牙痛，咽喉肿痛，鼻衄，鼻流清涕，口干，目黄，颈肿，上肢伸侧前缘及肩部疼痛或运动障碍等。

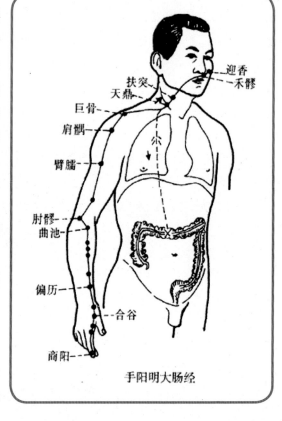

手阳明大肠经

③ 足阳明胃经

起于鼻旁（迎香），挟鼻上行，相交于鼻根部，旁行入目内眦。与足太阳经相会，下行沿鼻外入上齿中，还出，环口绕唇，下交承浆，分别沿下颌骨后下方，经大迎，过耳前，沿发际至于前额。

[分支]从大迎前下至人迎，沿喉咙向下后行至大椎，折向前行，入

缺盆，下膈，属胃，络脾。[直行者] 从缺盆出体表，沿乳中线下行，挟脐（旁开二寸），下行至腹股沟处的气街穴。[分支] 从胃下口分出，经腹部深层，下行至气街穴与直行之脉相会合，而后下行大腿前侧，至膝膑，沿足胫外侧前缘下行至足背，入足第二趾外侧端（厉兑）。[分支] 从足三里穴起，下行人中趾外侧端。[分支] 从足背上冲阳穴分出，前行入足大趾内侧端（隐白），交于足太阴脾经。

[主要病症] 高热汗出，鼻衄，唇疹，咽喉肿痛，颈肿，惊惕，发狂，脘腹胀满，肠鸣，下肢前外侧、足背及第三足趾疼痛或运动障碍。

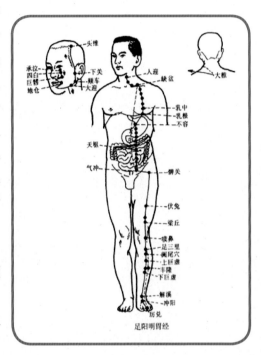

足阳明胃经

④ 足太阴脾经

起于足大趾内侧端（隐白），沿内侧赤白肉际，上行过内踝前缘，沿小腿内侧正中线上行，在内踝上八寸处，交出足厥阴肝经之前，上行沿大腿内侧前缘，经腹至腹哀穴处入腹，属脾络胃。

[分支] 从腹哀穴处分出，向外上方行至腋再折向后下方至腋下大包穴，再折向上前方，经中府入里，上行挟咽，连舌本，散舌下。[分支] 从胃直上过横膈，注入心中，交于手少阴心经。

[主要病症] 舌本强，食则呕，善噫，倦怠乏力，身体困重，食不下，脘腹胀痛，大便溏泄，下肢内侧肿痛或厥冷，足大趾运动障碍，黄疸等。

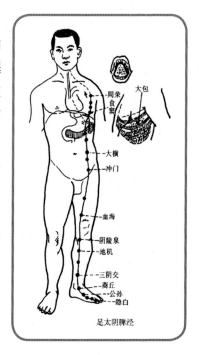

足太阴脾经

⑤ 手少阴心经

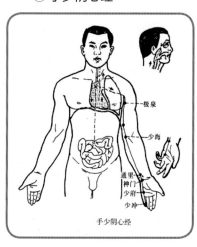

手少阴心经

起于心中，属心系，下膈，络小肠。

[分支] 从心系分出，挟食道，上行，连于目系。

[直行者] 从心系直行上肺，出腋下（极泉），沿上肢内侧后缘，过肘，经掌后豌豆骨，至小指桡侧端（少冲），交于手太阳小肠经。

[主要病症] 心痛，咽干，口渴，胸胁痛，上肢屈侧后缘疼痛，厥冷，手心热，目黄等。

⑥ 手太阳小肠经

起于手小指外侧端（少泽），沿手背、上肢外侧后缘，过肘，上行绕肩胛，交肩上（大椎），前行入缺盆，络心，沿食道下膈至胃，下行属小肠。[分支]从缺盆沿颈上颊，至目外眦，转入耳中（听宫）。

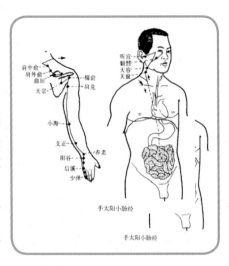

手太阳小肠经

[分支]从颊分出，经眼眶下缘，至目内眦（睛明），交于足太阳膀胱经。

[主要病症]耳聋，目黄，咽痛，下颌及颈部肿痛以致头不能转动，肩、臂及上肢伸侧后缘疼痛等。

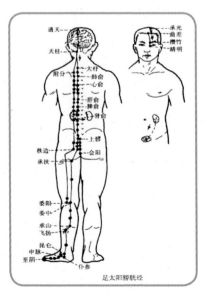

足太阳膀胱经

⑦ 足太阳膀胱经

起于目内眦（睛明），经额上行，交会于头顶部（百会）。

[分支]从头顶部分出，向两侧下行至耳上角。

[直行者]从头顶部分别向后行至枕骨处，进入颅内，络于脑，复出于外，分别下行到项部（天柱），下行会于大椎，再分左右颊脊（一寸五分），下行。

[分支]从腰分出，挟脊下行，穿过臀部，从大腿后侧外缘下行至腘

窝中（委中）。[分支] 从后项分出，下经肩胛内侧，从附分穴挟脊（三寸）下行至髀枢，经大腿后侧至腘窝中，与前一支脉会合，下至腓肠肌中（承山），向外下至足外踝后，沿足背外侧至小趾外侧端（至阴），交于足少阴肾经。

[主要病症] 头项强痛，痔、疟、狂、癫疾、目黄、泪出，腰脊痛及运动障碍，眼球胀痛，鼻塞流涕或出血。半身不遂，腘窝腓肠肌、足小趾等处疼痛或运动障碍等。

⑧ 足少阴肾经

起于足小趾下，斜行于足心（涌泉），至内踝后（太溪），下入足跟，上沿小腿内侧后缘，至腘窝内侧，上股内侧后缘入脊内（长强），贯脊至腰，属肾，络膀胱。

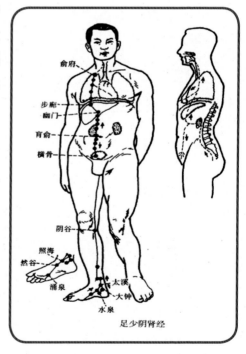

足少阴肾经

[分支] 从脊内分出，由会阴上经腹（正中线旁开五分），走胸（正中线开二寸），止于俞府穴。

[直行者] 从肾上贯肝膈。入肺，沿喉咙，挟舌根部。

[分支] 从肺中分出。络心，注于胸中，交于手厥阴心包经。

[主要病症] 气短喘促，咳嗽咯血，头昏目眩，心悸，饥不欲食，惊恐，口舌干燥，咽干及肿痛，心胸烦闷，疼痛，腹泻，腰脊疼痛，下肢无力，厥冷，足心发热，心痛，黄疸等。

⑨ 手厥阴心包经

起于胸中，属心包，下行，依次络于上、中、下三焦。

[分支] 从胸中分出，横行至腋下三寸处（天池），又上抵腋下，沿上肢内侧中线入肘，过腕，至掌中（劳宫），循中指桡侧端（中冲）。

[分支] 从掌中分出后，沿无名指出其尺侧端（关冲），交于手少阳三焦经。

[主要病症] 心悸，心烦，胸胁胀满，心痛，精神失常，上肢痉挛，手心热，腋肿，面赤，目黄等。

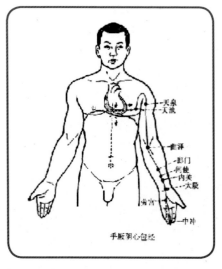

手厥阴心包经

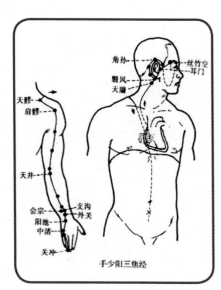

手少阳三焦经

⑩ 手少阳三焦经

起于无名指尺侧端（关冲），向上沿无名指尺侧至手腕背面，经前臂外侧中线，过肘，上肩，向前进入缺盆，布膻中，散络心包，过膈膜，依次属于上、中、下三焦。

[分支] 从膻中分出，上行出缺盆，至肩（大椎），上项，沿耳后（翳风），直上出耳上角，前行经额至目眶下。

[分支] 从耳后分出，进入耳中，出走耳前，至目外眦（瞳子髎），

交于足少阳胆经。

[主要病症]耳聋，咽喉肿痛，颊部、耳后疼痛，肩部、前臂痛，或小指次指运动障碍，汗出等。

⑪ 足少阳胆经

起于目外眦（瞳子髎），过听会，上至头角（颔厌），下耳后（完骨），折回上行，经头额至眉上（阳白），又向后折至风池穴，下行至肩（大椎），前行入缺盆。

[分支]从耳后分出，进入耳中，出于耳前，至目外眦后方。

[分支]从目外眦分出，下行至大迎，折行至目眶下，又折向后下方，过颊，下颈，与前脉合于缺盆，入里下行至胸中，贯膈，络肝，属胆。沿胁里浅出气街，绕毛际行至环跳穴处。

[直行者]从缺盆下腋，沿胸侧，过季肋，下行至环跳穴处与前脉会合，再下行，沿下肢外侧中线，过股、膝、胫至外踝之前，沿足背行出于第四趾外侧端（窍阴）。

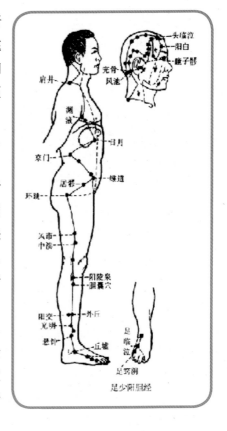

足少阳胆经

[分支]从足背（临泣）分出，前行出于大趾爪甲后丛毛处，交于足厥阴肝经。

[主要病症]往来寒热，口苦，善太息，胁痛，偏头痛，瘰luoli病，疟疾，股、膝、小腿外侧及第四足趾等处疼痛或运动障碍等。

⑫ **足厥阴肝经**

起于足大趾爪甲后丛毛处，下至大趾外侧端（大敦），向上沿足背内踝前缘上行。至内踝上八寸处交出足太阴脾经之后，上行过膝，沿股内侧中线进入阴毛中，绕阴器，至小腹，向外上方行至十一肋端入腹，挟胃，属肝，络胆，上贯膈，分布于胁肋，沿喉咙，进入鼻之内窍，上行连目系，出于额。上行与督脉会于头顶部。

[分支]从目系分出下行于颊里，环绕口唇。

[分支]从肝分出，上贯膈，注肺中，交于手太阴肺经。（图4）

[主要病症]胁胀痛，胸满，呕吐，腹泄，疝气，尿闭，腰痛，妇女小腹痛等。

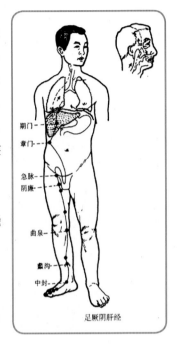
足厥阴肝经

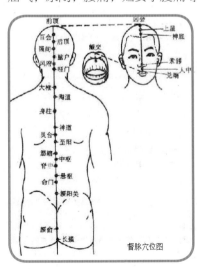
督脉穴位图

⑬ **督脉**

督，有总督的意思。督脉行于背正中，能总督一身之阳经，故又称"阳脉之海"。

[循行部位]起于胞中，下出会阴，后行于腰背正中，经颈部，进入脑内，络脑，沿头部正中线，经头顶、额部、鼻部、上唇，到上唇系带处。并有支脉络肾、贯心。

[主要病症]脊柱强直，角弓反张，

脊背疼痛，精神失常，小儿惊厥等。

⑭ 任脉

任，即担任。任脉行于胸腹部的正中，能总任一身之阴经，故有"阴脉之海"的称号。

任，还有"妊养"的意思。其脉起于胞中，在女子具有妊育胎儿的作用，所以又有"任主胞胎"的说法。

[循行部位] 起于胞中，下出会阴，经阴阜，沿腹部正中线上行，通过胸部、颈部，到达下唇内。环绕口唇，上至龈交，分行至两目下。

[主要病症] 癥气，带下，小腹肿块，月经不调，流产，不孕等。

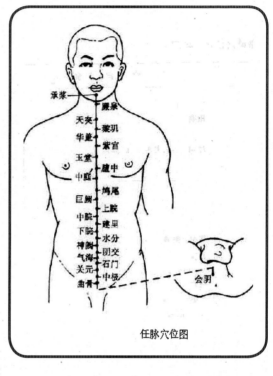

任脉穴位图

辨症、对症地运用日常生活中老百姓常用的灸法、烤法、理疗活血法，通过全面的或针对某一部位、某一脏器对症、对经、对部位的理疗，及对症状、对体性的食疗相配合的方式，调理真正影响健康的问题。多年的养生美容临床发现绝大多数美容院都存在这样一个通病：特别想挣钱但脑袋又特别懒！他们普遍的都不愿学习，都想让美容产品厂家来帮忙挣大钱，但生产厂家或所谓的专家们基本上都不是从美容一线走出来的！他们真正研究的往往不是养生美容技术而是炒作营销技巧，如何能使顾客花更多的钱，而真正能给顾客带来健康效果的人与产品少之又少！顾客被忽悠了一批又一批，厂家、专家们更新了一茬又一茬！美容师们被厂家、专家们呼悠得都找不到南北，更加分不清什么是真正的健康文化。美容师们真正学到的是怎么给顾客挖坑、怎样给顾客设套，整个美容养生行业陷入恶性循环的怪圈中。针对美容师们大多技术基础薄弱的情况，2000年我结合多年的专业知识与临床操作，根据国内养生美容业市场的实际情况，推出了简单易操作、可套用的正确理疗方式。下面我将畅舒和理疗产品及临床简单易学及效果明显的临床实操推荐给看到我这部书的人们，它将验证不吃药、不打针、不损伤就能使人真正的健康这一观点。

日常进美容院、养生馆的顾客经常会有以下几种身体不适状况：

（1）胃部不适：胃痛、胃胀、胃酸过多、胃溃疡、胃下垂、胃热口苦等症。

（2）腹部及小腹部不适：腹部疼痛、小腹下垂、痛经、腹腔炎、痔疮、阴囊潮湿等腹部、小腹病症。

（3）肾部：腰肾部酸疼、腰肾部感觉下垂、肾部寒凉及引起四肢发凉、慢性肾炎等症。

（4）肝脾区：肝脾胀大下垂、脾气郁结、肝气郁结、肝火亢奋等症。

（5）肩颈不适：肩颈酸疼、肩颈僵硬。

（6）乳部不适：乳房胀痛、乳房经络不通有硬结、乳房发育不足等症。

根据以上顾客的常见症状我们生产了六个能针对性调理的产品：肠胃养生修护套、腹部养生修护套、肩颈养生修护套、养胸养护套、肝脾理疗套、肾部保养修护套等六大套系产品。

临床使用方法如下（以肠胃养生修护套为例）：

首先了解胃的功能及胃病成因：

肠胃是人体消化系统的主要器官，它的主要功能是消化食物、吸收

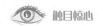

营养、提供人体生活的基本营养物质。食物中无机盐、维生素、蛋白质、脂肪类、糖类等营养物质成份，都必须经胃分泌的胃液、肠分泌的消化液来催化、分解、合成后形成身体所需养料，经黏膜渗透到血液或体液中，供养全身。

中医认为脾脏与胃及肠道是联系在一体的，为五脏之一。脾胃是一对表里相互的脏腑，与肠道来共同完成对食物的消化、吸收。脾主运化，主管消化、生化、运输水谷精微的功能。胃有容纳、消化水谷的功能，并把腐蚀后的水谷下传于小肠，经大肠排出体外。

胃液（胃酸）：

胃液分泌不足，身体可产生腹胀、腹泻、消化不良等症；

胃液分泌过多，可侵蚀胃壁及十二指肠黏膜，产生溃疡病。

脾喜燥而胃喜湿，脾有将食物中的营养燥化，升华成气血供养身体的作用；而胃有将胃内食物湿化、分解、吸收、下传大小肠的作用。

临床胃部不适成因及理疗食疗方式：

以上我们在讲罐疗、罐疹及背部全息学时已讲过：在背部扣十二个罐基本就能诊断出十二脏器存在的问题及气血损伤的原因、程度。首先在胃反射区扣一罐（诊断胃的状况），根据罐呈现的色来判断到底是火症还是寒症，是新寒还是旧寒及气血程度。

胃部疼痛原因有两方面：

A、火症胃炎：得病人群在年轻人中，气血旺盛，因过多食用燥热食物而致。

临床处理：

1. 外用胃部理疗套，理疗方法及操作如下；

2. 顺经理疗；

3. 对症跟踪食疗小方：

★百合 50 克，冬瓜 100 克，冰糖 10 克，白米 100 克，煮粥，出锅时调鸭蛋内液一枚食之。

B、寒瘀症胃炎：实为胃溃疡，是因胃内供血不足导致胃浅表溃烂引起的炎症，得病的大多数都是已婚，气血不足，已破气血的人群，或因食凉造成肠道内、胃内气滞血寒瘀、阴经气血不能上营至胃所致。

临床理疗方式同上，食疗方应先以温内活血破瘀为主，紧跟补气、补血为辅，从根本上解决身体问题。

对症食疗小方：

★ 猪肚一只，大姜汁 100 克，三七粉 6 克，食之（午间）

★ 当归 30 克，黄芪 30 克，羊肉 500 克炖食之（常食）

★ 红小豆 100 克，薏米 100 克，冬瓜 300 克，通草 10 克，黄芪 30 克（晚煮粥）

以中医学理论为基础，以科学引导食养为方法。

（3）中医分析五脏的作用

① 心脏

大家都知道心脏在体内的作用是输送血液到全身。经过心脏自身的动力一收一缩所形成的压力，使血供应到全身各部。在中医上讲，心主血脉，其华在面。心藏神，主汗，开窍于舌。

心主血脉：

心有推动血液在脉管中运动的作用。脉是血液运动的管道，血靠心气推动，营养循环全身。

其华在面：

心功能健康与否，可以从表面反映出来,如果心血管有病面部则赤红，说明心血流通有问题或是心的压力过大。面色发黄、苍白，说明心脏血量不足，心的推力不大；面色红润，说明人体气血充足，心力旺盛。

心藏神：

人的精神，情致，思维，意识受心主宰。心为五脏六腑之首，生命活动受心支配。在心功能正常的情况下，五脏六腑才能进行协调的生理

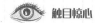

活动，保持精神充沛，思维敏捷，情志清醒。如心受损，脏腑功能紊乱，出现神志失常，思维下降。

心主汗：

指汗液生成及分泌与心有关，心主血，血汗同源，均为津液变化而成。汗为心液，如果人失血过多，身体必然无汗，如果人失汗过多，就必将会损伤气血。

心开窍于舌：

心的开口在口腔，心脏的健康情况，从口腔和舌就可以看出。如口苦，舌苔白，舌边生有红刺，说明心火旺盛，思虑过多。

② 肺

肺是人体呼吸器官，它的作用是呼入氧气供身体新陈代谢正常进行，补充身体的含氧量，同时呼出人体代谢后所产生的二氧化碳，有调节体温、身体的酸碱平衡等作用。西医认为，肺主呼吸之气，起导血作用。中医认为，气为血帅，肺气从内到外宣发，使全身各部都能得到津液血液的滋养，并能使体液分散全身，并且毛发因得到营养而毛密。

肺开窍于鼻：

肺的开口在鼻腔。如果肺火过大，易发生酒糟鼻或鼻周皮脂分泌过旺等症；如肺气不足，则人面色苍白，无血色，并且人体四肢无力，没有气血。

肺主宣发，主肃降。

主宣发是指肺气向上的升宣和向外周的布散，由于肺的宣发，使全身各部得到气、血、津液的温煦和濡养，主肃降是指肺气向下的通降和使呼吸道保持通畅的作用。肺的宣发和肃降是相互抑制和相互依存的，宣发是向外散发，肃降是向内收敛，没有正常的宣发，就不能很好地肃降，没有正常的肃降，宣发也不能正常。

肺通调水道：是指有疏通和调节人体水液平衡的作用，人体水液平衡是由肺、肾等脏腑共同完成的。肺由宣发使水液布散全身，部分水液由体表发散，由肃降使水液下降于肾，由肾化为尿排出体外。

肺主皮毛：

皮毛包括皮肤、汗腺、毫毛等组织，是人体抵御外邪侵袭的屏障。《素问》记载：肺之合皮边，其荣毛也。肺主皮毛是指通过肺的宣发作用，可使皮毛得到气、血、津液的营养，以发挥其正常分泌和防御外邪的作用。

③胃

胃肠是人体消化系统的主要器官。它的主要功能是消化食物，吸收营养，提供人体生活的基本能量，食物中无机盐、维生素、蛋白质、脂肪类、糖类等营养成份都不能被身体直接吸收，它必须经胃中分泌的胃液，肠中分泌的消化液来催化、分解、合成后形成养料，经黏膜渗透进血液或体液中，供养全身。

胃液及其作用：

胃液是胃腺分泌的一种无色酸性体液，Ph 约为 0.15~1.5 之间，它能激活胃蛋白酶原，使其变成胃蛋白酶，促进小肠对铁、钙元素的吸收，杀死有害的菌体，并能促进胰液、胆汁、小肠液的分泌。

胃酸分泌量不足，身体可产生腹胀、腹泻、消化不良的症状；分泌量过多，可侵蚀胃和十二指肠黏膜，产生溃疡病。小肠内有胰液、胆汁和小肠液三种消化液，食物中的糖、蛋白质、脂肪和维生素 B_{12} 基本上被小肠吸收。

大肠内的细菌，可分为三大类：

a、糖分解菌：能分解糖和植物纤维。

b、蛋白分解菌：能分解未被消化吸收的蛋白质和氨基酸。

c、维生素合成菌：能利用某些简单物质合成少量 B 类维生素和维生素 K，但食物残渣被发酵和腐败后，能产生一些有害物质和气体被肠道吸收，须经肝脏解毒。如果人长期服用抗生素药物，会破坏大肠有益菌体，影响 B 类维生素和维生素 K 的产生。

中医对脾、胃与消化系统的认识：

中医认为脾脏与胃及肠道是联系在一体的，为五脏之一。脾胃，它们是一对表里相互的脏腑，与肠道来共同完成对食物的消化、吸收和对营养物质的转化、运输。脾主运化，胃主受纳、腐熟，胃主降，脾主升，脾恶湿，胃恶燥。也就是说，脾有主管消化食物、生化和运输水谷精微的功能；胃有容纳、消化水谷的功能。食物入胃后，在脾与胃的共同消化作用下形成营养物质，再被吸收入脾，使之生化成气血精液，输送全身。脾将生化的水谷精微不断输于肺，再分散到身体各部位，主升。胃主降，胃能把腐熟后的水谷下传于小肠，其浊由大肠排出体外，其精输于脾，主降。

脾喜燥而胃喜湿，水谷运化时如脾失健运，水湿内生，脾主升会失去健康运作，而胃内燥热失去水谷润湿，胃主降会失去健康功能。脾胃是人体生血之本，开窍于口，其华外表于唇。脾胃失健，面色肌黄，口周阴暗，脾胃湿热，口周分泌过剩，易起粉刺。

④ 肝脏

大家都知道肝脏在体内有储存血液的作用。同时，它对消化、吸收、代谢、解毒、灭活（能杀死进入体内的细菌、病毒及微生物）、排泄等方面的作用更不可小视。其中糖、脂肪、蛋白质三大物质的转化、代谢都需要肝脏进行。

糖：

糖是机体能量的来源，约占体内所需能量的70%，也是构成组织细胞的重要成分之一。食物中的糖为多糖大颗粒，被分解成单糖吸收后，在肠壁或肝脏中转变成葡萄糖（血糖）。其中大部分被肝脏迅速合成肝糖储存起来，另一部分经肝静脉进入体内循环，进行代谢或转化成能量供应。

当身体血糖不足时，其储存在肝脏内的肝糖分解成葡萄糖来供应。

正常人空腹时，血糖浓度为 80~120mg/dL。如果血糖低于 70mg/dL 称为低血糖，高于 130mg/dL 为高血糖，高于 160~180mg/dL 为糖尿病。

如果血糖浓度过高或过低都可能是因为肝功能分解和转化功能有问题，同时肝脏又能将糖转化为脂肪和某些氨基酸类存于体内。所以说过多食用糖类对于肥胖人来说是应该相当注意的。

肝脏能将体内的甘油、乳酸、丙酮酸及某些氨基酸等非糖类物质转变成为糖质或葡萄糖来补充糖浓度，补充身体能量不足，起到减肥的目的。

脂类：

是指脂肪与类脂肪的总称。脂肪即甘油三酯。储存于皮下大网膜等脂肪组织，是体内能量储存的形式。

类脂是指一类与脂肪的理化性质相似的物质，主要包括磷脂和固醇类，又称为组织脂。肝脏制造的胆盐能乳化脂肪，协助脂肪酶对脂肪的消化，并促进脂溶性维生素的吸收。肝脏功能障碍时，分泌的胆汁中胆盐过少，就会出现脂肪消化不良，脂溶性维生素吸收障碍及厌吃油腻食物。

我们所食的脂类食物，在胃肠内，经胆盐和脂肪酸的作用，分解转化成类脂类，溶于血浆中，（血浆蛋白有亲水性，它是由甘油三酯、磷脂、胆固醇和蛋白质合成）经肝、心、肾器官分解、氧化、转变成能量并储存在脂肪组织中，形成脂肪。

胆固醇是构成细胞的必要成份，并参与肝内脂蛋白的合成，是肾上腺皮脂激素、性激素、维生素 D 和胆盐生成转化的重要成分。

血液中的胆固醇大部分来自肝脏，小部分来自动物、食物，如蛋黄、动物脑、动物内脏（肝脏）。

蛋白质：

体内的蛋白质分解和合成是以氨基酸代谢来实现的。体内氨基酸有20 余种，它们各有各的作用，但是它们是相互的，体内的蛋白质约占体重的 18%，正常成人每日合成蛋白质 98g，其中 40% 在肝脏中合成。肝脏除合成自身结构的蛋白质和酶类外，还合成大部分的血浆蛋白、纤维蛋白和凝白酶等。如肝功能受损，其蛋白质的生成、转化就会受到很大的影响。

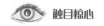

肝脏的解毒与排泄功能：

肝脏具有解毒的作用，经肝内酶的作用与氧化作用，使原来有毒物质变为无毒物质，如酒精、乙醇经过酶的作用转化为乙醛，再经氧化转变为乙酸，乙酸进一步氧化形成二氧化碳和水。同时它有灭活某些激素的作用，如果肝脏有疾病，使某些激素在体内堆积引起生理上的紊乱，使体内的水和铁在体内逗留，引起腹胀、水肿等症。这些激素在体内堆积可引起小动脉末梢扩张，出现血管痣、肝胀大及男性乳房胀大。

肝脏的排泄功能：

能将胆色素、胆盐、胆固醇、鳞性磷酸酶、钙、铜以及其他重金属物质和药物随胆汁由胆道排入小肠内，排出体外。

中医对肝脏的认识：

肝脏的主要功能是藏血，主疏泄，主筋，开窍于目。就是说肝脏储藏大量的血液，血液靠心脏运行，当人体运动时，大量的血液运行于五脏六腑及全身血脉当中；人安静时，则血液大量流回肝脏储存。肝主疏泄是指肝脏具有疏展气血的生理功能，主要表现在两方面：

A、情气方面，情志活动是神的表现之一，人的精神情志活动除了由心所主之外，与肝的关系也很密切。只有在肝的疏泄功能正常的情况下，人才能气血和平，心情舒畅。如果肝失疏泄，就会引起情志异常变化，出现抑郁或者亢奋现象。

B、消化方面：肝的疏泄功能可协助脾胃之气的升降，并与胆汁的分泌有关；胆汁是肝之余气所成，有助消化的作用；因而，肝的疏泄是保持脾胃正常消化吸收功能的重要条件。如果肝失疏泄，可影响到脾胃的消化与吸收、胆汁的分泌与排泄，从而导致消化不良，出现胃气不降的嗳气和脾气不升的腹胀等症状。此外，肝的疏泄功能失常，还可出现气滞血瘀的胸胁刺痛，月经不调和水液代谢障碍的水肿等现象。

肝主筋：

就是说肌腱筋膜都与肝脏有关。由于肌腱筋膜都由肝血滋养，只有肝血充盈，肌肉运动才能正常。如果肝主筋的功能失常，则可出现运动障碍。

肝开窍于目：

指人的眼睛是肝脏于面部的开口。眼睛所以能视物，是因为有肝血的滋养。若肝血不足，则出现夜盲，视物不清；肝阴不足，两目干涩；肝阴过大则出现头晕目眩等症。

⑤ 肾脏

肾是真阴真阳，肾脏是人体最重要的排泄器官。体内体液代谢的产物大部分由肾排出体外，小部分经肺、皮肤、消化道排出。肾脏的主要功能是泌尿，调控水液代谢和平衡身体酸碱度。而中医认为，肾的主要功能是藏精、主水、主骨、生髓、开窍于耳及两阴。

藏精：

是指肾有促进人体生长发育和生殖的功能，精是构成人体的基本物质，包括先天生殖之精和后天五脏六腑之精。

先天之精：

指构成新一代形体之前的原始物质，即精子、卵子及遗传物质。

后天之精：

它是来源于饮食精微，由脾胃生化而成，是维持生命、促进生长发育的基本物质。先天之精和后天之精相互依存，相互促进。而先天之精赖于后天之精不断地充养，才能发挥生理作用；后天之精必须以先天之精的活力资助，才得以生化。两者都藏于肾中，为生命之根。

中医还认为肾藏精，精化气，成为肾气，肾气属阳，又称肾阳。而肾精属阴，又称肾阴。肾阳肾阴相互制约，相互促进，共同维持生命活动的平衡。如果肾阴失常，会出现目眩、耳鸣、健忘、少寝、咽干舌燥、潮热盗汗等。而肾阳虚，则出现精神不振、腰酸冷疼、肢冷尿频，男子阳痿早泄、女子宫寒不孕等。

肾主水：

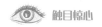

是指肾能调节水液代谢，能将滋养组织的精液上输到肺，再由肺宣发到全身。另一方面还能将组织利用后的浊液下降至膀胱，排出体外。肾主水功能失调，可造成全身滞液。

肾主骨生髓：是指肾与骨、髓相关的关系。肾藏精、精生髓、脑与髓集合而成。脑为髓之海，人的思维又受大脑的控制。

肾开窍于耳及两阴：

是指与耳的听觉有关，它需肾气充养。两阴是指前阴生殖器、后阴肛门。

（4）祖国医学对血和津液的认识

① 中医对血的认识

中医认为血是脉管中流动的红色液体，具有营养和滋润的作用，血的组成主要是营气和津液。

营气是水谷中比较富有营养的物质，分布于血脉之中。《素问》记载：营者，水谷之精气也。故营气是富有营养作用的气。由于营气和血同行脉中，故常"营血"并称，《灵枢》记载："营气者，泌其津液，注之于脉，化以为血"，"津液和润，变化而赤为血"。这说明营气和津液的生成具有重要作用，津液和血之间可以相互转化，故血的生成是以营气、津液以及水谷精微为物质基础，通过脏腑功能活动而完成。

血由心所升，藏于肝，统于脾，循环于周身脉管之中。内至五脏六腑，外达皮肉筋骨，对全身起着营养和滋润的作用。肝受血而能视，足受血而能行，掌受血而能握，指受血而能捏。此外，血是神志活动的物质基础。

② 中医对津液的认识

津液是体内各种正常水液的总称，可分为液和津两种。清而稀者为津，稠而浊者为液，津和液两者本质相同，都是水谷所化生，故通常津液并称。

津液包括脏腑内外的水液，如胃液、肠液、关节腔内的液体、汗液、泪液及尿液等。液来源于水谷，是经过胃消化后的水液，由小肠分清别浊，把精微物质上输于脾，并由脾转化而生成津液。津液主要有滋润、濡养的作用。输布于体表的津液能滋润皮毛肌肤，输布于体内的津液能滋润脏腑，流于关节的津液能润利关节，流经孔道的津液能滋润孔窍，渗入骨髓和脑髓。津夜进入脉管生化为血。津液和血，都属于体液。两者的生成都来源于水谷精微，都有营养滋润的作用。所不同的是，血色赤，循环于脉管中；而津液透明无色，存在于脉管之外。津能生血，血能化津。两者相互转化，相互关联，古人就有"养血可以生津，保津即保血"的认识。

③ 体液的酸碱度与健康的关系

正常人（健康人）的体液酸碱度应为 PH 在 7.35~7.45 之间，血浆、体液酸碱度相对稳定，是组织细胞能正常活动的必要条件。若血液中的酸碱物质过多，体液的浓度过重，PH 值低于 7.35 以下，就使身体形成酸中毒，而高于 7.45 则使身体引起碱中毒。

其酸碱度是根据体内的自由基（氧化脂）的多少来区别。体液中脂类物质越高，其酸性越大，体液中脂类物质越少，越呈碱性。

人体内储存的脂类物质与人的身体肥胖没有太大关系。肥胖人体内的脂类物质一定很多，但是好多瘦人，体内脂类物质也很多，它与人的先天体质健康有直接关系。

健康的人其体内代谢旺盛，身体排泄畅通，日常虽多食脂类物质，但脂类转化过快，体液也不易过酸。

许多人体弱，气血损伤过重，身体代谢过缓，日常酸性转化过慢，储存过多，更易使身体过酸，血液过粘。

正常人的体液应为弱碱性。因生理代谢过快，对我们美容师而言，衡量皮肤健康标准的酸碱度和体液酸碱度不完全一致，但也是亲密相关的。

正常人的体液 PH 应在 7.35~7.45 之间，呈弱碱性，其身体皮脂腺分泌系统正常，体内脂类代谢产物容易排泄出来，附于皮肤表面（皮脂），使其皮肤呈弱碱性。

皮肤的 PH 在 4.5~6.5 之间都属于正常，少于 4.5 的是因为内分泌失常，导致代谢亢进，皮肤表面因有一层弱酸皮脂覆盖，表皮细胞得到润养，细胞生命力强，脱落代谢慢，为油性皮肤。

体液 PH 在 7.35~7.45 之间，体液弱微是碱性或者是中性；皮肤 PH 在 4.5-6.5 之间，皮肤油脂没有多余，仅仅够皮肤消耗、吸收、润养，但是这是身体健康与逐步衰退的分界线。对顾客来讲这是皮肤护理的最基本的起步点，因为皮肤会随着身体逐步退化而过度到干性皮肤。

如体液的酸碱度大于 7.45，体液呈碱中毒，会营养不良，严重损伤身体。体液 PH 大于 7.45 呈碱性，是因为人体脂类营养品严重缺乏，皮脂腺没有脂类皮脂分泌。但是有许多人们营养过盛，但因体液下降，代谢功能损伤衰退，脂类在体内转化、分解不足，皮肤排泄不畅或皮肤分泌不足，皮肤表皮因得不到皮脂的润养，衰老、退化过快，皮肤 PH 大于 6.5 而呈碱性。

体液 PH 过大或过小，都代表身体健康的情况，代表营养搭配是否合理，身体代谢是否旺盛。我们想有一个好的身体，首先身体要有一个良好的大环境，PH 呈弱碱性。如果大环境没有，我们就谈不上健康，更谈不上健康的美。要想有一个好的身体大环境，我们就必须从日常饮食、作息、养生做起。古人多知道养生、养生文化。在我们现代文明相当发达、物质相当丰富的今天，我们又有引以中华民族值得骄傲的五千年中医文化、养生文化，那我们更应该发扬光大我们的民族文化瑰宝：中医文化与养生，食药同源，饮食与养生，饮食与美容。

（5）临床气虚、血虚、阴虚、阳虚的区别

对人体健康来讲，得病的基本原因一般为气虚、血虚、阴虚、阳虚这四大类。其临床表现如下：

①气虚症：

是指机体脏腑功能衰退，元气不足而出现全身性虚弱症状的总称。中老年人气虚症多因先天不足、后天失养、久病或衰老所致。

临床表现主要为：

神疲乏力，少气，懒言，面色苍白，头晕目眩，心悸自汗，纳差等。适合于用补气中药进行滋补，如人参、西洋参、黄芪、灵芝等。

②血虚症：

是指机体内血液不足，肢体脏腑失于濡养而出现全身性虚弱症状的总称。中老年人血虚症多因劳倦内伤、思虑过度、脾胃虚弱、失血过多等所致。

临床表现主要为：

面色无华或萎黄、唇色淡、头晕目眩、心悸失眠、手足发麻、舌淡等。适合于用补血中药进行滋补，如当归、阿胶等。

③阳虚症：

阳虚是指机体阳气不足，机能衰退而出现机体反应低下，代谢活动减退，热量不足等症状的总称。中老年人阳虚症多因先天不足、后天失养、劳倦内伤、久病虚损所致。

临床表现主要为：

畏寒肢冷、面色苍白、倦怠乏力、少气懒言、自汗、小便清长等。适合于用补阳中药滋补，如鹿茸、冬虫夏草、淫羊藿、肉苁蓉等。

④阴虚症：

阴虚症是指机体内津液亏损而出现机体功能虚性亢奋，热量偏多等症状的总称。中老年人阴虚症多因先天虚损，久病耗伤阴液或热病伤阴所致。

临床表现主要为：

五心烦热、口燥咽干、潮热盗汗、舌红少苔等，

适合于用补阴中药，如女贞子、麦冬、沙参、百合等。

（6）饮食与健康

人赖于水谷润养，就是说人靠五谷杂粮来维持生命，身体的健康与否，是与我们后天的饮食结构、生活规律、作息规律密不可分的。

日常我们所吃的食物，也分碱性食物和酸性食物。如果饮食偏重于

酸性，我们的体液就会偏重于酸性；如果日常饮食偏重于碱性，体液就会偏重于碱性。这只是日常最基本的规律，但是对个别体力支出过大、身体代谢旺盛的人来讲，会有一定差异。因为酸性物质是身体能量的来源，所以饮食偏酸，身体也不会偏酸。

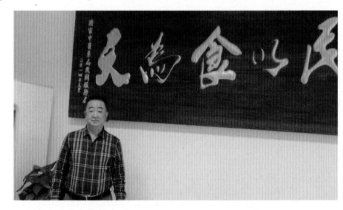

区别食物的酸碱性是根据物质所含的无机盐的成份。

食物中的无机盐成分一般是含金属元素的，如钙、镁、钛、锌等元素的物质，在人体内氧化成为带阳离子的氧化物，属于碱性食物，它包括蔬菜类、水果类、豆制类、奶类等食物。

酸性食物是指食物中所含无机盐中有非金属成分，如磷、硫、碘、氯等元素，在人体内氧化后，成为带阴离子的酸根，如磷酸根、硫酸根等，凡是带阴离子酸根的食物，都为酸类食物。但各种水果，虽然吃起来带有酸味，但它们的有机酸在体内氧化后，分解成二氧化碳和水排出体外，在人体内并不显酸性。

① 弱碱性食物：

豆腐、豆荚、豌豆、梨、地瓜、包心菜、洋葱、茄子、黄瓜、香菇、蛋白、牛奶、咸菜、海带、紫菜等。

② 强碱性食物：

番茄、芹菜、菠菜、白萝卜、胡萝卜、土豆、橘子、柠檬、西瓜、葡萄、竹笋、草莓、香蕉、苹果、咖啡、葡萄酒等。

③ 弱酸性食物：

火腿、牛油、巧克力、糖、葱、面包、蚕豆、花生、油炸品、鱼类、虾、啤酒、鲫鱼、酱油等。

④ 强酸性食物：

牛肉、猪肉、鸡肉、蛋黄、面条、鳝鱼、酒、奶油、奶酪、白砂糖等。

从中医的角度，古人把中医文化和饮食文化结合在一起，形成了一套饮食理念。

中医认为饮食赖于养生，而不知食物有药性（食药同源），它们之间有相宜与相忌之分。

杂进，轻者伤至五脏不合，重者引起疾病祸根。

根据人的疾病有寒热之分，药物也有寒热之别。

病有表里上下不同，药有升降浮沉之异。

病有脏腑经络部位不同，药性有归经之别。

中医讲食物有四种属性：寒、热、温、凉。

五种药味或食味（甘、辛、酸、苦、咸）。

寒凉药物（食物）有清热解毒，祛除内热内火的作用。

温热食物有温补、温通、活血化淤的作用。

△食物的四性通常是根据口与味觉、经验来定。

进口热，入胃暖，多属温热性的食物，如生姜、大蒜、辣椒、花椒、酒等。

进口凉，入胃爽，多属于寒凉性食物，如柿子、西瓜、黄瓜、白糖等。而肉类，如羊肉、狗肉、鹿肉、猪肉、牛肉为温性。海产品、兔肉、蟹肉属凉性。

△食物的五味：

辛味：辛味即辣味，辛味入肺，如辣椒、葱、蒜、韭菜、花椒、洋葱等。具有开散，发汗的功能，适用于体寒症。

甘味：甘即甜，甘味入脾。如大麦、小麦、玉米、水果，具有补益，

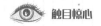

缓和某些刺激的作用。

酸味：酸味入肝，具有收敛固涩的功能，能防止人由于出汗而损伤津液。

咸味：具有软坚、解大便和消除肿块的作用。

苦味：具有泻火、泻燥湿、清热解毒的作用。

△人的面部是人体内脏的窗口，从面部就能够直接判断你体内各器官的健康情况。中医对五脏及五色（五种皮肤的肤色）的认识。

面色青：

青为肝脏之色，其病在肝，根据食物归经，益食酸味，益食芝麻、李子、韭菜、VC 食物；禁食辛辣味食品，辛辣食物耗伤肝阴，产生内热。

面色赤：

其病在心，心血管功能不健，益食苦味，苦味入心；禁食咸味，因为咸味入血加重心血循环障碍，淤血加重。

面色黄：

其病在脾，益食甘味，益食梗米、枣等甜食；禁食酸味，因酸味收涩，使肝气盛，脾更虚，消化功能不好，胃酸过多，会使胃更酸。

面色白：

其病在肺，益食辛辣味，辛味入肺，能调节肺功能；禁食苦味，苦味损伤肺气，燥湿伤肺之阴津。

面色黑：

其病在肾，益食咸味，咸味入肾；禁食甘味，甘味补脾，但克肾，加重肾负担。

△五脏化生的液体：

五液：心之液化为汗，肺之液化为涕，肝之液化为泪，脾之液化为涎，肾之液化为唾。

五味所禁：

辛味走气：气病不可多食辛味。

咸味走血：血病不可多食咸味。

苦味走骨：骨病不可多食苦味。

甜味走肉：肉病不可多食甜味。

酸味走筋：筋病不可多食酸味。

△《黄帝内经·脏气法时论》：

肝脏有病，调于春季。在夏季当愈，若至夏季不愈，到秋季病情就要加重，故肝病急用辛味以散之，若需要补，以辛味补之，若需要泻，以酸味泻之。

心脏有病，调于夏季。愈于长夏，若到长夏不愈，到了冬季病情加重，心病欲柔软，宜急食咸味以软之，需要补则以咸味补之，需要泻以甘味泻之。

脾脏有病，调于长夏。愈于秋季，若到秋季不愈，到春季病就会加重，脾脏病需要缓和，甘能缓中，故宜急食甘味以缓之，需要泻则用苦味泻脾，需要补则以甘味补脾。

肺脏有病，调于秋季。愈于冬季，若至冬季不愈，到夏季病就加重，肺气欲收敛，宜急食酸味以收敛，需要补则用酸味补肺，需要泻则用辛味泻肺。

肾脏有病，调于冬季。愈于春季，若至春季不愈到长夏病就会加重，需要补则宜急食苦味以坚之，用苦味补之，需要泻则用咸味泻之。

△补气补血补阴补阳食物与临床：

补气药：

包括人参、西洋参、党参、太子参、灵芝、黄芪、白术、山药、扁豆、甘草、大枣、蜂蜜等。

补气类中药的特点是能够增强人体的功能，特别对脾肺两脏的生理功能有显著的滋补、强壮作用。主要适用于治疗脾气虚弱或肺气虚弱等症。中医认为"脾为后天之体"、"气血生化之源"，全身的气血有赖于脾气运化而产生。所以中医学非常重视对脾胃的保养，脾气不足则运化无力，生化无源，身体就会出现精神疲倦、四肢无力、食欲不振、腹脏便溏、甚至脏器下垂等。肺气不足就会出现少气懒言，动则气喘，易出虚汗等症状。有如上症状者可选用补气药进行滋补。

补血药：

包括当归、熟地、何首乌、阿胶、龙眼肉等。补血类中药的特点是能够滋补阴血。

主要促进心、肝、脾、肾诸脏功能以生血液，中医以为"心主血脉"、"肝藏血"及"肾藏精"、"精血同源"，所以心、肝、脾、肾诸脏均与血液的生成有关。

血虚症者除表现出面色、唇色、指甲等颜色变化外，还常有失眠、健忘、多梦、易惊等病症。宜用补血药进行滋补。

补阴药：

包括沙参、麦冬、天冬、石斛、玉竹、黄精、百合、枸杞子、桑葚、墨旱莲、女贞子、龟板、鳖甲、黑芝麻等。

补阴类中药的特点是能够滋养阴液、生津润燥。特别对肝肾两脏有较强的滋阴作用，阴虚者主要因机体内的阴液不足，虚火妄动，出现手足心热，口燥咽干，大便干燥等症状。可选用补阴药进行滋养。

补阳药：

包括鹿茸、海狗肾、紫河车、蛤蚧、冬虫夏草、核桃仁、肉苁蓉、锁阳、巴戟天、淫羊藿、仙茅、杜仲、续断、狗脊、骨碎补、补骨脂、益智仁、沙苑子、菟丝子、韭菜子、胡芦巴、阳起石等补阳药又称助阳药，其特点是能够扶助人体的阳气，促进机体生化功能，特别对肾阳不足有明显的增强作用。肾阳是人体阳气之根本，全身各脏腑器官的阳气均有赖于肾阳的温煦和鼓舞作用，肾阳虚则全身温煦的功能下降，出现畏寒怕冷、四肢不温及性功能减退的病症，宜选用补阳药进行补养。

消食药：鸡内金、神曲、谷芽、麦芽、山楂、隔山消。

理气药：木香、陈皮、香附子。

温里药：附子、干姜、肉桂、小茴香、丁香、高良姜、花椒。

化湿药：佩兰、砂仁、草果、藿香。

利湿药：茯苓、薏苡仁、泽泻、山慈菇、通草、玉米须、地肤子、车前子、冬葵子、冬瓜皮、槐枝。

祛风湿药：独活、金钱白花蛇、乌梢蛇、蕲蛇、络石藤。

活血祛瘀药：红花、丹参、川芎、益母草。

清热药：黄连、金银花、仙人掌、鱼腥草、银柴胡、地黄、胖大海、荷叶、石膏、栀子、紫草、黄芩、蒲公英、马齿苋、白蔹、白鲜皮、土茯苓、决明子。

解表药：紫苏、菊花、桑叶、薄荷。

涌吐药：常山、胆矾、瓜蒂。

泻下药：大黄、牵牛子。

平肝息风药：刺蒺藜、白僵蚕、天麻、白芍、牡蛎。

理气药：木香、陈皮、香附。

理血药：白及、丹参、益母草、茺蔚子、红花、桃仁、侧柏叶、凌霄花、柿叶、荷叶、川芎。

消导药：山楂、鸡内金、丁香、山柰、麦芽、隔山消。

化痰止咳药：禹白附子、半夏、桑白皮、杏仁、南天竹子、枇杷叶、川贝母。

固涩药：山茱萸、乌梅、五味子、莲子、莲花、莲须、银杏、覆盆子。

△食疗调理大要：

病属于寒的要用热药，病属于热的要用寒药，病轻的要逆着治，病重的要顺着治疗，病邪在内的就驱除它，病属于劳倦的就温养它，病属气血瘀结的就加以疏散，病邪滞留的就加以攻击，病属枯燥的就加以滋润，病属急剧的就加以缓解，病属于气血耗散的就加以收敛，病属虚损的就加以补益，病属安逸停滞的要使其畅通，病属惊慌的要使之平静。或升或降，按摩洗浴使邪恶外出，或截邪，或用开泻，或用发散，都可

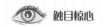

以使病情好转。治寒病用热药，治热病用寒药，我们不能废掉这种规矩，但有些热病服寒药反而更热，有些寒病服热药反而更寒，这寒热两种病都反而又引起了新病，凡是热病用寒药反而更热的应该滋养。

△对病的内在外在怎样治疗？

调治病的方法必须分辨阴阳确定其属内、属外，各按其病之所在，在内的治其内，在外的治其外，病轻的调理它，较重的平治它，病盛的攻夺它，或用汗法或用下法，还要分辨病邪的寒、热、温、凉，根据病情的所属使之消退，这要随其所属。

△常见病与食疗：

胃病：脾胃虚寒型

症状：胃部喜温喜按。纳谷差，胃部按时凉。

（1）配方：韭菜籽 9g，猪肚一个。

用法：猪肚洗净去内膜，将韭菜籽放入内，密封，上蒸笼蒸熟，食之。

功效：温中行气，健脾和胃，祛胃陈旧性寒症。

（2）配方：砂仁 10g，猪肚一个，花椒 10g，胡椒末 5g，葱白 30g，生姜 20g。

用法：入砂锅炖之后调味食之。

功效：温中行气，暖胃祛脾湿。

（3）配方：小茴香 5g，粳米 100g，红糖适量。

用法：小茴香用盐炒至焦黄，研末，粳米熬粥，撒茴香和红糖，再煮食之。

功效：行气止痛，健脾开胃。主治胃炎，疝气，胃寒呕吐。

胃溃疡：

紫菜、卷心菜：卷心菜富含 Vu，而紫菜中 Vu 是卷心菜的 70 倍。Vu 是治疗胃溃疡最佳的物质。

胃溃疡，胃穿孔：

方法：完整鲜猪肚 1 个，按年龄每年多放一粒胡椒，放入肚内，用针线封口，加白米 15g~100g，放少量盐煮粥。炖烂后去胡椒，只吃米粥猪肚。一般轻者 1~2 次，重者 3~6 次可治愈。

肝火犯胃型：

症状：胃痛及两胁，口干口苦，急躁，易怒。

配方：白扁豆 25g，大枣 20g，白芍 5g，陈皮 5g。

用法：入砂锅加水 1000ml，文火煎煮至 500ml，即可温服。

功效：益气健中，运脾化湿。

胃阴损伤型（即胃阳盛者）：

症状：口干，舌红，苔光剥，睡眠不安，多梦。

配方：灵芝 3g，瘦猪肉 100g。

用法：灵芝研末，猪肉剁成肉酱，加灵芝末和调料放入碗中，上笼蒸熟，佐餐服。

功效：益气，养阴安神。

胃下垂：

（1）配方：鲫鱼 500g，黄芪 40g，炒枳壳 15g。

用法：入砂锅文火炖煮，加调料，吃鱼喝汤。

主治：胃下垂，脱肛。

（2）配方：党参 30g，黄芪 60g，鸡肉 100g，红枣 5 枚，生姜 3 片。

用法：入砂锅文火炖煮，加入料，喝汤吃肉。

功效：健脾胃，补气益气，补中固表，滋养强壮。

主治：胃下垂，子宫脱垂，疝气等。

（3）配方：牛肉 100g，黄芪 30g，防风 20g，升麻 6g。

用法：黄芪、防风、升麻入纱布袋与牛肉入砂锅文火炖煮，熟去药袋，加调料，喝汤吃肉。

功效：补中益气，升阳益陷。

主治：胃下垂，肾下垂，子宫脱垂。

便溏：

（1）配方：党参 10g，薏苡仁 30g，黄芪 20g，生姜 12g，大枣 10g。

用法：党参、黄芪、大枣、薏苡仁入砂锅，加水武火烧沸，下生姜改文火煮，熟后吃面喝汤。

功效：补中益气，健脾除湿。

（2）配方：白莲肉 30g，薏苡仁 30g，粳米 50g。

用法：入砂锅加水文火煮粥食之。

功效：健脾祛湿。

主治：脾虚泄泻。

食欲不振：

（1）配方：陈醋 2ml，茶叶 3g。

用法：茶叶冲泡 10 分钟后去渣留汁，加陈醋，饭前饮。

功效：开胃消食，养肝益肾。主治：食欲不振，盗汗。

（2）配方：胡萝卜 250g，猪肉 100g。

用法：猪肉、胡萝卜切丝，锅内加食油，烧热下葱姜丝炝锅，加肉丝翻炒，再加胡萝卜丝、醋、酱油、盐翻炒，加味精、香菜、淋香油即成，佐餐。

功效：下气补中，健胃行滞。

主治：食欲不振，消化不良。

（3）配方：山楂 15g，麦芽 25g。

用法：入砂锅加水，文火煎煮 1 小时，去渣留汁，每日一剂，分两次服。

功效：健脾益胃，助消化。

主治：食欲不振，消化不良。

便秘：

中医认为，便秘不仅与大肠的传导功能失调有关，而且与脾胃的纳运升降、肾的温煦、气化功能失常有密切关系。中医将便秘分为虚实两大类，实者有热秘与气秘之分；虚者，有虚秘，冷秘之别。

虚秘：气血不足。

冷秘：阳气虚损，尿清，肢冷，喜热恶凉。

热秘：面赤身热，口臭唇疮，小便黄赤。

气秘：嗳气，胸胁痞满脘腹胀痛。

热秘：

配方：黑芝麻 10g，甜杏仁 8g，冰糖。

用法：黑芝麻小火烘干，杏仁捣烂入大茶，每次酌量加开水红茶冲泡加入冰糖即成。

功效：润肠通便，润肺止咳。

虚秘：

配方：当归 15g，肉苁蓉 15g，猪血 125g。

用法：当归、肉苁蓉入砂锅加水煮，取汁去渣，加猪血煮熟，加猪油、葱白、食盐、味精、香油等趁热空腹食用。

功效：养血、润肠、通便。

主治：便秘。

热秘：

（1）配方：鸭子 1 只，当归 30g。

用法：炖食。

功效：益气补血，润肠通便，适用于贫血和大便秘结。

（2）配方：菠菜 500g，猪血 280g。

用法：入砂锅煮加调料，吃喝。

功效：调大肠，通大便。

主治：便秘。

（3）配方：松子 10g，胡桃仁 30g，粳米 50g。

用法：捣烂入砂锅煮。

功效：补虚、养阴、调肺、滑肠。

主治：慢性便秘。

气秘：

配方：白萝卜 25g，猪肉 150g。

用法：肉切块，加糖入锅，用炒法，加酱油，料酒，葱姜和温水，加盖烧沸，文火炖，将熟时，加萝卜，加盐再煮，加味精。佐餐。

功效：和胃消积，清热通便。

主治：便秘、腹胀、咳嗽。

月经（经期经血量少、痛经）调养：

（1）配方：当归、黄芪、生姜各 150g，羊肉 1000g。

用法：当归、黄芪、生姜以姜布包，加大料，桂皮调味。用文火焖煮，稍加盐调味，食之。

主治：月经不调、痛经、经期头痛、乳胀、子宫发育不良，习惯性流产，血苦经闭。

（2）配方：当归 15g，粳米 50g，红枣 5 枚。

用法：当归用温水浸泡片刻，加水 200ml，先煎浓汁 100ml。去渣取汁，入粳米、红枣、砂糖适量，再加水 300ml 煮稠。每日早晚空腹温热顿服。

功效：补血调经，活血止痛，润肠通便。

月经先期：

中医认为是由气虚和血热所致，因气能摄血，气虚则流摄无权，冲任失固，血热则热扰冲任，血海不固，导致月经提前。

临床：

脾气虚弱：经白或多或少，血淡红，质清稀、面黄、乏力、气短、懒言、小腹空坠，舌质淡，苔薄白。

肾虚不固：经血或多或少，血黯淡质薄，伴有腰膝酸痛，夜尿频多，舌质淡嫩，苔白薄。

肝郁血热：量或多或少。色紫红有块，伴少腹胀痛，胸闷胁胀，乳房胀痛，心烦易怒，口苦咽干，舌质红、苔薄黄。

阳盛血热：量多色深红或紫暗，质粘稠，或伴烦躁，面红口干，小便短黄，大便燥结，舌质红，苔黄。

归芪首乌汤：

配方：乌骨鸡一只，当归 9g，黄芪 9g，首乌 9g。

用法：将当归、黄芪、首乌入鸡腹，缝合，入砂锅小火煮熟，调味食之，经血前每日一剂，分二次服完，连 3~5 日。

功效：健脾益气，摄血固冲。

主治：脾气虚弱之月经先期。

党参黑豆汤：

配方：黑豆 30g，党参 9g，红糖 30g。

用法：三味一起煎汤饮服。

功效：补气养血。

主治：脾气虚弱之月经先期。

肾虚不固：

配方：益母草 30g，枸杞子 15g，山药 15g，鸡蛋 2 个。

用法：四味入砂锅加水煮，鸡蛋熟后，捞蛋去壳，再入锅稍煮片刻，吃蛋饮汤，经前每日一剂，5~7 日。

功效：补肾益气固冲。

主治：肾虚不固之月经先期。

阴虚血热：

配方：生地黄 50g，甲鱼 500g。

用法：甲鱼去内脏与生地同入砂锅，小火炖烂，去药渣加调料食之。

功效：滋阴清热，固冲。

主治：阴虚血热之月经先期。

肝郁血热：

配方：丹皮 12g，栀子 6g，白芍 12g，老鸭一只。

用法：丹皮、栀子、白芍洗净用纱布包好，老鸭去内脏切块，入砂锅，小火炖熟，去渣加调料，饮之。

功效：清热凉血，疏肝调经。

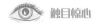

主治：肝郁血热之月经先期。

阳盛血热：

配方：鲜生地 50g，干品 30g，鲜藕节 100g，冰糖 20g。

用法：将生地、藕入砂锅加 600ml，水煎取 200ml，去渣加冰糖溶化后饮之。

功效：清热调经，凉血止血。

主治：阳盛血热之月经先期。

月经后期：

中医将此症分为虚实两类。虚症主要是由阴血亏损，以致血海不满。实症因肝郁、血寒、气滞血凝、冲任不畅，引起月经延期。

月经后期临床：

阳虚症：量少或正常，色黯淡，质清稀，小腹冷痛，喜温喜按，形寒肢冷，腰膝冷痛，神疲乏力，大便清长，大便溏薄，面色苍白，舌质胖嫩，苔白。

血虚型：经量少，色淡红，质清稀，伴小腹隐隐作痛，面色苍白或萎黄，头晕目眩，心悸失眠，手足麻木，唇舌淡白。

气郁型：经量偏少，色正常或黯红有块，排出不畅，精神郁闷，少腹胀痛或胸胁乳房胀痛，舌质正常。

寒凝型：经量少，色黯有血块，小腹冷痛，胃寒肢乏，腹痛得温则减，舌淡苔白。

阴虚型：经量少，色正常或深红，质粘稠或有小血块，伴骨蒸潮热，腮红盗汗，舌光红或开苔或少苔。

气郁型：

配方：当归 9g，川芎 9g，乌药 5g，益母草 9g，粳米 50g。

用法：纱布包四味药，与粳米砂锅煮之。

功效：行气解郁，活血调经。

主治：气郁血滞之月经后期。

气滞血瘀型之经血后期：

（1）配方：玫瑰花 15g，山楂 30g，酒 500g。

用法：将玫瑰花、山楂一起入酒，加冰糖适量浸泡调之，每晚睡前喝一杯 20ml。

功效：疏肝解郁，行气止痛。

主治：气滞血瘀之月经后期。

（2）配方：玫瑰花 6~10g。

用法：冲茶饮。

功效：疏肝解郁。

主治：气郁型之月经后期。

阳虚型之经血延后：

配方：当归 20g，黄鳝 250g，生姜 5g，米酒 20ml。

用法：黄鳝去内脏切断，用油炒至半熟，与当归、生姜、米酒入砂锅炖之，加盐、味精调味，食之。

功效：温阳益肾，养血调经。

主治：阳虚型之月经后期。

脾阳虚之经血延后：

配方：当归 20g，胡椒 5g，生姜 5g，牛肚 500g。

用法：入砂锅小火炖熟，分次食之。

功效：温中散寒，养血调经。

主治：脾阳虚，生化不足，血海空虚之月经后期。

脾胃虚寒之经期延后：

配方：黑芝麻炒熟，趁热冲之，米酒加红糖搅匀食之，经前每日一次，连服一周。

血寒、虚寒之经血延后：

配方：生姜 10g，附子 20g，狗肉 500g。

用法：狗肉切块与油炒至半熟，入砂锅，加生姜、附子文火焖之，

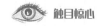

分次服。

功效：温阳补肾，散寒调经。

主治：血寒、虚寒之月经后期。

虚寒型之经血延后：

配方：桂皮 15g，当归 9g，羊肉 250g，生姜 5g。

用法：入砂锅共炖之，加调料食之。

功效：温阳补肾，散寒调经。

主治：虚寒型之月经延后。

血虚型之经血延后：

配方：当归 25g，黄芪 25g，党参 25g，生姜 10g，羊肉 500g。

用法：入砂锅煮。

功效：补血养血。

主治：血虚型之月经后期。

丰胸食疗方：气血虚弱所致乳房平疮之女性：

配方：猪排 500g，黄豆 50g，大枣 10 枚，黄芪 20g，通草 20g，生姜片盐。

制法：砂锅炖。

少女专用：少女乳房发育不全：

配方：当归 15g，白芷 15g，黄芪 15g，枸杞 10g，大枣 5 枚，鲤鱼 1 条（600g）。

用法：炖熟调味，隔天一次。

以上三方可综合起来调之，效果明显。但所使用的食疗小方都是日常许多人们都懂都用的生活小食方。

我们使用的调理方法顺应自然，简单方便，事实大于雄辩，我们给顾客的是实实在在能看得到的健康。

九、健康效果对比

下面给大家看的是真正内在的，从根本上解决内在健康问题的、显示内在效果的对比图。

1、形体前后变化对比

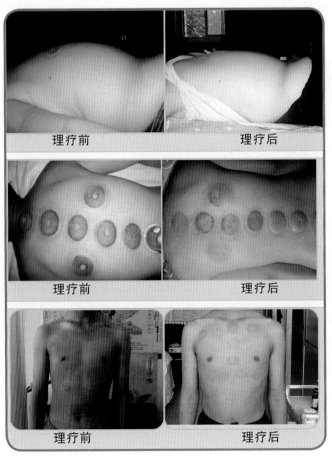

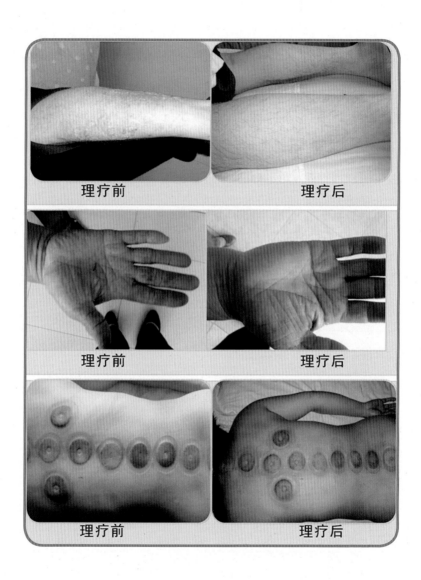

理疗前 理疗后

理疗前 理疗后

理疗前 理疗后

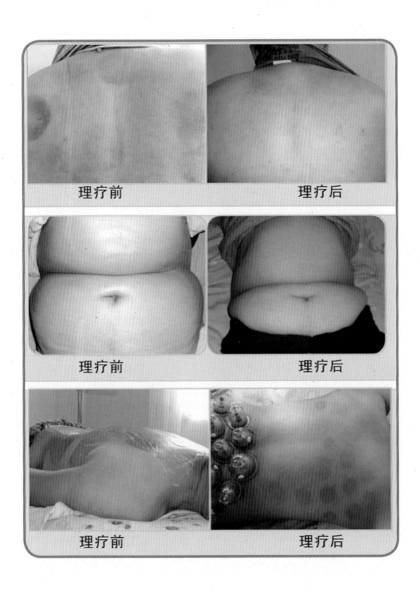

理疗前　　　　　　　　理疗后

理疗前　　　　　　　　理疗后

理疗前　　　　　　　　理疗后

2、虹膜前后变化对比

每个人的虹膜显现状况能准确表明身体健康程度，虹膜色、形的变化说明身体内在问题的根本变化。

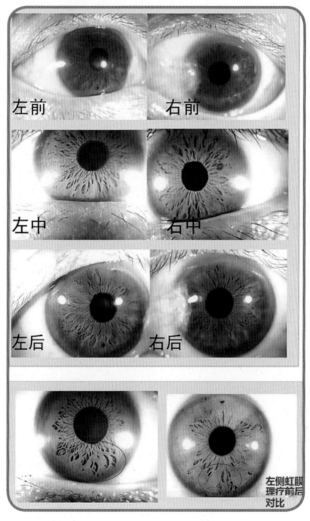

图 251：理疗前期、中期和后期的对比情况。

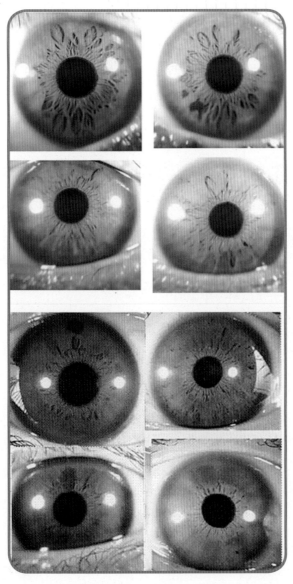

图 252：左侧虹膜理疗前后对比。

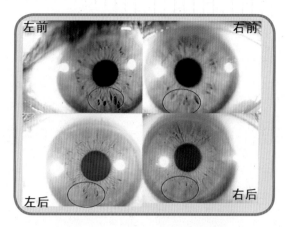

图 253：某两侧虹膜理疗前后对比：

1.局部坑洞变化。

2.整体颜色变化。

3.致密程度变化。

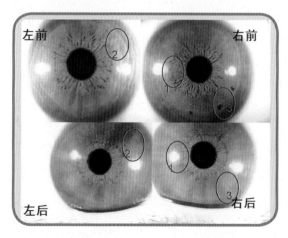

图 254：两侧虹膜理疗前后对比：

1 区.肠道内宿便变化。

2 区.压力环变化，退浅。

3 区.药斑消失。

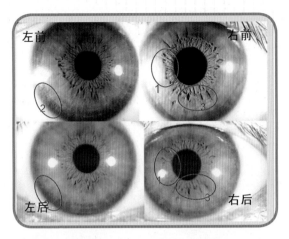

图255：两侧虹膜理疗前后对比：

1. 肠道内宿便变化。

2. 淋巴环、压力环均淡化。

3. 颗粒毒素明显减少。

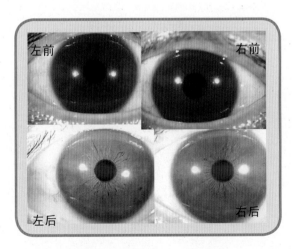

图256：虹膜显示：寒气严重。

调理后颜色转暖，明显改善。

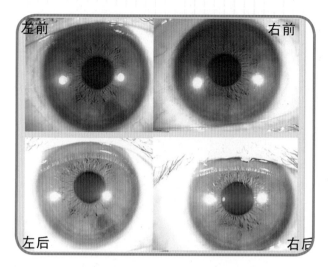

图 257：虹膜显示：寒气严重。
调理后颜色转暖，明显改善。

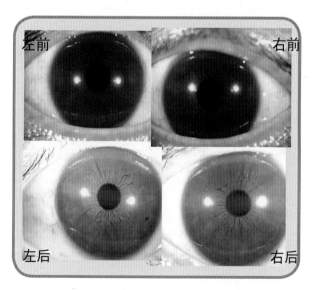

图 258：虹膜显示：寒气严重。
调理后颜色转暖，明显改善。

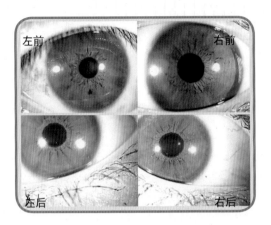

图 259：某两侧虹膜理疗前后对比：

1.局部坑洞变化。

2.整体颜色变化。

3.致密程度变化。

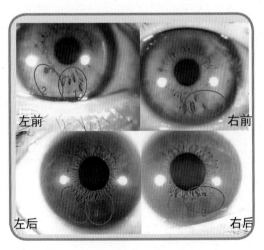

图 260：某两侧虹膜理疗前后对比：

1.局部坑洞变化。

2.整体颜色变化。

3.肠环变化。

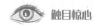
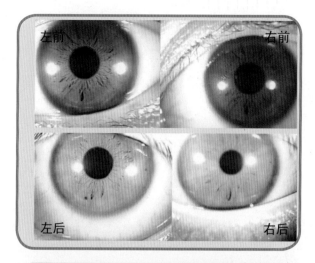

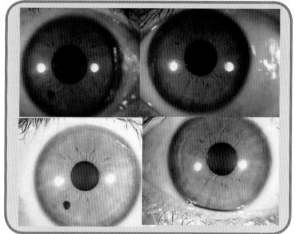

图 261：虹膜前后变化。

十、案例说明与临床感悟

2011 年 12 月 26 日早晨，我为上初三的儿子做早饭，煮了一两多的面条。儿子上学后我发现溢在锅边上的面条汤已结成硬硬的、很有弹性的、透明的胶质物，我揭下来仔细看了，分明就是一些塑料胶，点燃后出现烈烈的火焰，滴滴的油滴，并发出臭臭的塑料味。这是吃了多年的面条，事后想起来真是后怕！

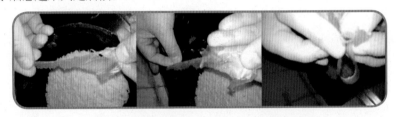

我十几年间行走于全国各地，利用虹膜检查观察人们的身体，其坚持不懈的动力，就是去寻找、了解导致人们健康问题的真正原因。为了能有理有据地提高人们的认识，我总结、分析、编写出这本书，献给社会，留给后人们。我想用实事说话，让人明白大环境的污染才是身体致病的根本原因。

1、脑肿瘤

王某，女，47 岁，山东临沂沂南。二十余年不育，经各地医院治疗，吃了无数药物，均没有效果。2005 年夏，头痛严重，晚间不能入睡，上午 10：30 前不能起床，头疼欲裂。其店有理发业务，每服务一位客人就需到洗手间呕吐 2~3 次，多家大小医院都检查不出来病因，来我这里经虹膜检查：左眼虹膜显示，在生命区和脑垂体区有大量药物成份着落，造成脑血管瘀堵，压迫脑神经。

药物成份来源就是多年因治不育，医生们多用雌性激素来刺激脑垂体。我为其身体检查为，神厥穴以下，小腹紧贴后腰骨，腹部特冰凉无肉，臀部及下肢冰凉无肌肉，脚心扣罐呈白色，无血，气血不通；神厥穴以上，腹部有两层大肉块，乳房特大，是一个典型的宫寒、肾寒病症。子宫、肾受凉所引起的不孕不育症，因腹肾部受凉，引起下肢气血循环差。据她本人讲，结婚前卖了三个冬天的鱼。治了多年，求治于多家医院未愈。来我院九天，理疗了六天，其它三天下雨不能理疗，第九天时，其腰围减少8公分，胸围减少6公分，但体重一两也没有减少，下肢、腹部体温明显上升，血液循环比以前明显好转，头晕、恶心、呕吐症状完全消失。第二年为其虹膜复查时，脑部药物毒素完全消失，仅留有炎症。这块药物斑在医院检查时，一定是脑肿瘤，在医院治疗时，一定会被开颅切除。下面是当时她的虹膜图。

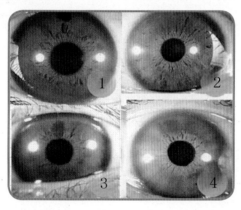

图262：1、2区药物残留及身体受凉导致的脑瘤不育症。3、4区是经我院理疗后身体得到一定修复后的虹膜。

2、心脏病症

某父亲，山东诸城人，原诸城市某局局长，国家体委退休干部。

两侧肩背部疼痛多年，不能卧睡，因疼痛难忍，国内大医院治疗无数次无果，因其女儿是我学生，我们临床为其诊断为小肠受凉引起，因小肠与心脏属表里关系，说到家就是心脏病引起两肩胛骨处疼痛，为其理疗时，在两肩胛骨处用罐拔出紫黑色黑血，两侧拔出有100多克豆腐脑一样的紫黑色硬血块，当时疼痛症状全消。因是寒引起，为其父亲理疗配食疗27天后，我再次到诸城时，已痊愈。据其本人讲，因病求助于多家大医院，但一直没有得到有效治疗，我总结他的病根是因为冬泳，内气血虚，小肠受凉，心脏受刺激而引起。

3、肝脾胀大与肺气肿

王某某，山东青岛人，73岁，2005年秋来我院理疗身体。病症：肝脾胀大、肺气肿。形体为：弯腰驼背（呈60°角），挂一手杖，行走艰难，已就诊多家医院，吃了无数药物，对治疗已不抱有任何希望，女儿带她来我院，当时因其年龄过大，存有风险，不敢轻易为其服务，但他们肯求再三，身体沉重难受，出来做做理疗放松一下身体。我观察诊断认为，因寒湿侵蚀五脏，肺、脾、肝积水过重引起这些症状，确定理疗背部、膀胱经、肾经等。理疗时，在背部排出很多水（风湿毒素），前后排出近2斤，下肢缺血。理疗第六次时，二十余年手指弯曲的双手，奇迹般可伸直、活动自如；理疗至第八次时，身体自然站直、活动自如，当时大家都感到非常惊奇！理疗时我们根据其身体情况配以食疗和补气血的方式，前后一个半月，共理疗十五次，为其治疗了几十年的陈病。她女儿以前在黄岛开发区云海城卖军用品，2008年春还来我院深表感谢。这位老人得病原因是因年轻时五脏受风、受湿侵蚀过重，风湿（水）滞留在五脏中无法代谢排泄导致，幸亏年老时生活比较平淡，饮食清淡，先天体质基础好，所以调治比较快。

4、瘀寒症

2006年夏，在山东潍坊昌邑张淑芹美容院接待一个高一学生，刚从

215

医院出院（气胸、肺叶溃烂漏气），虽然在医院刚刚治好气胸，但常年进出医院，常年不是这个器官发病就是那个器官不适，鸡胸严重、骨骼变形、背驼，诊治于多家大型医院无果。家人及孩子本人对治愈已不抱任何希望，孩子甚至对自己生命已绝望，吃了无数药物，还有许多安利产品。我在临床检查其身体时发现，腹部拔罐，左侧小肠大肠竟显出一片紫黑，右侧则原肤色无任何反映；背部扣罐，腰部大面积显现紫黑色，当时判断为：左侧大小肠受凉寒侵袭，气血凝结，外加食用了大量油炸烧烤垃圾食品，大颗粒食品毒素沉积瘀堵，加重肾的排泄负担，与肾管瘀堵有关。我亲自为其理疗一次，开出理疗、食疗方案，其它均由张淑芹店为其理疗，前后两个月，身体完全恢复健康。这几年中他经常电话问候，虽不善于表达，但内心的感激是肯定的。据他本人讲，从小到大就是吃油条和方便面长大，7 岁时父母就开饭店炸油条，根本没时间照顾他，饿了就是吃油条，偶尔换换样就是方便面；喝水更是凉热随便。此例病因就是孩子缺乏正确的饮食习惯所致，父母因无知对孩子疏于管理，应负责任。

5、胃痉挛

山东威海环翠区孙志宏院的顾客徐女士，高中教师，女儿在深圳读研，特瘦弱，经常晕倒，一住院就长达半月之久，家庭经济条件富有，多次做了全方面检查，均找不出病因，父母心急忧虑。我在孙志宏院时，打电话让她女儿当天下午乘飞机飞回威海，第二天上午为其检查。虹膜检查大脑压力环特大，特深，身体无其它器官实质性疾病，检查气血状况时，在左侧乳房下胃贲门相对应处，罐印显示指甲大、紫黑色斑块，轻微刺络后，罐出黑紫血块，仅理疗一次，就完全调理好其身体。得病原因是高中时学习压力太大，大脑长期高度紧张，而引起胃口贲门处痉挛，因贲门痉挛长时间肿胀瘀堵，无食欲而引起身体营养不良，亏血晕倒。这个病例的病因很简单。所以许多身体健康问题应从生活细节中去找根源，它们来自于日常生活。

6、水肿症

顾客王某朋友，青岛开发区人，47岁。2006年8月份来我院理疗，当时身体状况为体特虚，虚汗不断，身体臃肿，皮肤呈青紫色，平躺时腹部肉很厚、很硬呈硬块状，按其腹部水鸣声很大，面部两眉间呈现白纸色。头部发际线下一指宽处至头皮呈白纸色，治疗二十余年，终治不好，来我院理疗前已在青岛大医院拿中草药吃，连吃二百余副，但总不见好转。我们诊断其病症完全是寒症引起五脏六腑寒湿症—典型的水肿症。我为其理疗后并建议他回家直接运用温内祛寒食疗和利水食疗，据他讲，当晚就排了五次大尿；第二天，体型收紧很大，很明显，皮肤颜色变化很大。前后在我院理疗了一个半月，盗汗症状明显好转，肤色已近正常人肤色，最明显的是两眉间、头部皮肤肤色已变得像正常肤色一样，身体瘦了许多，四个月后在街上碰面，气色、肤色、形体状况良好，当时为其理疗时据他本人讲：得这病已有二十四年之久，因年轻时单位劳动强度大，错过了午饭时间，回家后空腹吃凉饭，喝凉水而落下的病。

7、15岁女孩

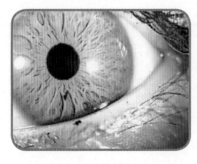

（左虹）

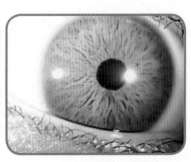

（右虹）

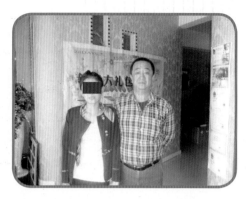

　　这是 2011 年春在河北遇到的一个 15 周岁女孩的左右眼虹膜，虹膜显现全身各组织、脏器均被食品毒素损伤，也可以讲该女孩全身没有健康的组织、器官。2011 年秋据女孩同事们讲，该女孩因查出乳房肿瘤并已做了切除手术。据小女孩自己讲：父亲是建筑包工头，记得自己从小主要就是吃小食品长大的。钱在有智慧的人手里可改变全家人生活质量、提高人的品味；而钱在没有智慧的人手中将成为杀害全家人的钢刀，杀人残忍无形。

8、不足四周岁女孩

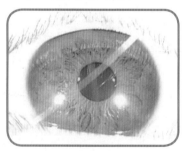

（右虹）

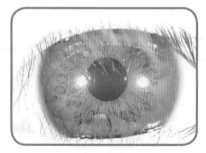

（左虹）

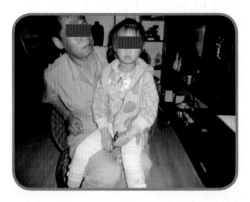

　　青岛某区一不足四周岁女孩，近两年父母因女儿鼻腔肿胀导致耳聋、呼吸困难而求治于多家大医院，医生诊断并建议立刻手术，切除鼻腔内病灶区，小小幼儿手术，其父母万般不忍心。孩子左右虹膜显现体内食品毒素堆积、身体污染特别严重，左虹显现左后脑区有大块毒素压迫，并有陈旧性炎症。体内因食品毒素堆积、污染严重，外加患者感冒时治疗不彻底，导致呼吸系统陈旧性炎症，才是真正的致病原因。

9、23 岁女孩

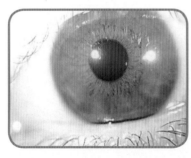
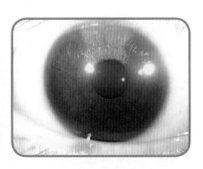

（左虹）　　　　　　　　　　　　　（右虹）

　　河北一个 23 岁女孩的左右虹膜，因乱用西药导致西药成份大颗粒物质瘀堵于整个右侧身体，右虹膜顶部为身体头部反映区，女孩 17 岁时在右脸突然出现大块黑斑，因现代医学是无法查出病因的，加上后期错误的治疗（在北京某一大医院做激光照射治疗），造成头部毛细血管灼伤封闭，引起常年右侧头疼，是终生无法改变的伤害。

10、黄华

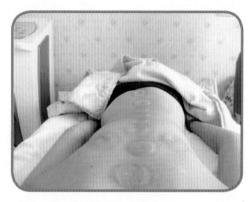

25 岁女孩，多年经血不正常，少则 3~5 月一次经血，痛经严重，多年求治于北京、天津多家大医院，但都无法明确确定病因，更无法治疗。据本人讲病起因于夏日，天气炎热，将一整个西瓜冰于冰箱内，一整天没有进食任何食物，仅食用了这个冰西瓜。

形体显现：右肾已严重委缩。

致病原因为：胃、肝、脾严重受寒侵袭导致右肾委缩。

11、17 岁男孩

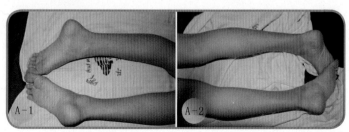

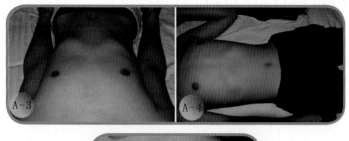

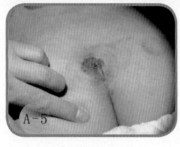

多年临床发现食凉、受凉、吃垃圾食品、不对症的过度治疗，多数是被现代医学上认为得不治之症的孩子们的真正得病病根非常令人心痛。这是青岛黄岛区 17 岁男孩形体显现照片，2013 年 7 月初来我院时上眼肌无力，走路两腿严重无力，瘦弱、身高不足 1.57 米，据男孩父母讲 5 岁发病，十几年中多地数不清次数的治疗，根本就查不出真正病因，并越来越严重。来我院理疗调理时虹膜显现内寒严重，特别是肠区、肾、膀胱区受寒更为严重，并且毒素压迫肾、小肠严重，膀胱区、尿道有明显陈旧性炎症，肝脾胀大下垂非常严重，图 A-3 是已调理四个月时所留的肝脾区胀大照片，实际初到我院时肝脾区胀大更为严重，图 A-4 为理疗调理九个月时肝脾区已经回复正常的照片。图 A-1 为初来我院下腿部原始照，图 A-2 为九个月时下腿区变化，已近常人下肢。图 A-5 为在膀胱反射区经九个月理疗后下方能显现出的药物成份堆积，以上部位也是他多年久治不愈的病根。如果使用现代医学的吃药、打针、手术等治疗方式是万万不可能治好他的病的，引导民众正确认知现代医学是每位从事医学的人应尽的社会责任，明确告诉民众看似极度发达的现代医学仅是解开人体奥秘的冰山一角，让民众好好吃饭，顺应自然环境的生活方式才是拥有健康的根本。

12、15 岁女孩

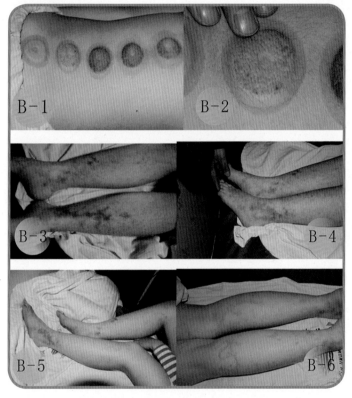

上图为一个 15 岁女孩的身体资料，典型的因幼时食凉伤及小肠、肾、膀胱，5 岁即罹患白血病至今。尝试了现代医学的各种治疗办法，医治十年，2012 年 11 月因例假失血不止，现代医学已再没有更好的医疗办法，求助于我时接受虹膜检查，显示全身气血寒瘀严重，大小肠狭窄严重，肾、膀胱、尿道区均有毒素压迫。罐诊显示，左肾、大小肠胃表为火症炎症，内实为严重性寒瘀症，右肾严重性亏血，胞中亏血。形体观察：两下肢

有多处大面积溃烂面，腿部肌肉松驰，无血色、无弹力、呈暗青色。

调理过程：前期仅能引导食疗法。清大小肠、左肾火，再加补阴血，后期则根据身体实际情况引导食疗、理疗调理。上图涌过腿部的实际变化，可显示身体的变化，她实际病因还是小时因食凉伤及大小肠、肾、膀胱所致，多年来导致严重小肠发育不良所得的白血病。

狂妄而无知的人们，拿出良知，放过、救救我们的孩子们！这是我写这本书的真正动因。

后 记

2006 年 10 月份，我见一老者带着一个刚刚会走路的孩子，一只手拿着一只冰糕在吃，孩子不懂，但 60 多岁的老者一点生活常识也不懂吗？垃圾食品无所不在，吃垃圾食品已成为一种时尚。

2011 年 1 月初，我在河北沧州任丘张女士养生会所，据店长讲：她的表姐，在超市工作，每当下班总给女儿买一袋子小食品，2010 年其 6 岁女儿胃癌死去。

2011 年 1 月 28 日，《青岛半岛日报》报导：13 岁小女孩得胃癌，当时的原因分析可能也是垃圾食品问题。

2008 年 10 月，因食物添加剂而引起一场争议，当时在央视关于对添加剂评说中讲：国内有 2500 余种食物添加剂，添加剂生产已成庞大行业，每年可为国家增加 500 多亿的利税，但不知这 500 亿的东西可害死多少人？它又会给社会人们带来多大的经济负担？

2007 年 8 月 28 日，《青岛半岛都市报》刊登了一篇《自家种的菜催熟自家娃》的报道：4 岁女娃因食用自家种植的使用过催熟剂的西红柿，导致了性早熟。这种现象比较普遍，越来越低龄化，催熟剂主要成份就是雌性激素，激素的乱用已成了全社会的问题，不但在蔬菜方面，在家畜、家禽、水产方面，可以说快到无所不用的地步。农民种的蔬菜他们自己都不敢吃。

在山东诸城花想容美容院接触一位男性，养鸡专业户，肝部有大块药物斑，据他讲：从小不曾吃药，药物斑的来源是因食用了含有大量药物的死鸡。他家的养鸡场，5000 只鸡，40 天可长 2~3kg。期间需要喂 13000 元的药物，如果喂不足药物，鸡就会成批死去，有时候晚上看着鸡群状况很好，第二天早上就会发现满院的死鸡。

山东临淄天舒减肥的徐经理讲：他老家都是专业养鸭的，50多天，一只鸭子可长5kg左右，但期间不敢让鸭子站立，站立的话腿就压折了。

2011年初，我在新闻网上见到这样一篇文章：中国年生产9.7万吨抗生素药物用在猪、鸡、鸭等肉食家畜上，肉类、奶类和蛋类的抗生素残留检测成了一项硬任务。"宁肯毒死，也不能穷死"这是某一地区老百姓的口头语，他们讲这句口头语是很有来源的，我写的这些，希望能引起他们的觉醒。

我在各地行走，感触极深的是地区与地区之间人们身体状况的差异。我去过一化工企业特别发达的城市，在一所美容院3天见到40多位体重在100kg以上的客人，检测结果显示这些人的身体状况是化工污染的结果，他们是身体状况最差的群体。而体质最好的群体是那些生活在偏远山区的人们，粗茶淡饭，正常劳作，没有污染的水质，少污染的环境，他们的身体相对好。

现在社会普遍现象是：50岁左右的身体健康基础远比30~40岁人的身体状况好得多，30~40岁人们身体健康状况远比20岁左右青年人的身体好的多，最差的就是10岁以下儿童，没有几个好身体。而导致这一结果的根本原因，就是越年轻的群体接触各类垃圾食品、环境污染的比率越来越高，加上不合自然规律的生活习惯所致。

致天下父母

我们这一代人留给后人的是什么?

你们是东方刚刚升起的太阳,祖国的明天和希望就寄托在你们身上。

——毛主席

长江后浪推前浪,一浪更比一浪强,后浪把前浪拍死在沙难上。

——不知道谁说

十年、二十年、三十年后当我们走入暮年,走入历史,我们能给后人留下的是什么样的生存空间?

未来 20 年,胃癌、肝癌、肺癌将成为国人致命的三大疾病。

——2012 年亚布力论坛:马云

据医学界权威分析,二十年后我们每个家庭至少有一位癌症病患者。

中国相关权威报告:

1. 土地污染:

受污染土壤上生长的生物,吸收、积累和富集土壤污染物后,通过食物链进入人体,可造成对人的影响和危害。中国土地污染尤其是耕地污染形势相当严峻:一是污染程度加剧。据不完全调查,目前全国受污染的耕地约有 1.5 亿亩,污水灌溉污染耕地 3250 万亩,固体废弃物堆存占地和毁田 200 万亩,合计约占耕地总面积的 1/10 以上,多数集中在经济较发达的地区。二是污染危害巨大。据估算,全国每年因重金属污染的粮食达 1200 万吨。

从 1997 年至今，中科院地理资源所环境修复研究中心开始在全国范围内对土壤污染的状况进行调查。由陈同斌率领的调查小组先后考察的区域有：湖南的郴州、衡阳、永州部分地区、石门、常德、株州（现在尚未结束）；广西的桂林、柳州、何池、百色；云南的个旧、玉溪；贵州的东南部；甘肃的金川；北京全境。

项目组拍摄的记录照片让记者感觉到了震撼：光秃秃的山地、寸草不生的田野、焦黄的稻田，以及小孩、老人和妇女溃烂的皮肤——这都是重金属污染物的"杰作"。"当我们到达这些重污染区时，当地百姓得知我们是从北京来的专家，很多人跪倒在我们面前哭诉，"

——选自百度百科《土地污染》2013 年 10 月 21 日

2. 水污染：

对于水环境，环保部称"质量不容乐观"，针对全国 798 个村庄的农村环境质量试点监测结果表明，农村饮用水源和地表水受到不同程度污染。

中国有 82% 的人饮用浅井和江河水，其中水质污染严重，细菌超过卫生标准的占 75%，饮用受到有机物污染的饮用水人口约 1.6 亿。根据北方五省区（新疆、甘肃、青海、宁夏、内蒙古）1995 年地下水监测井点的水质资料，按照《地下水质量标准》（GB/T14848-93）进行评价，结果表明，在 69 个城市中，Ⅰ类水质的城市不存在，Ⅱ类水质的城市只有 10 个，只占 14.5%，Ⅲ类水质的城市有 22 个，占 31.9%，Ⅳ、Ⅴ类水质的城市有 37 个，占评价城市总数的 53.6%，即 1/2 以上城市的城市地下水污染严重。至于海河流域，地下水污染更是令人触目惊心。

——选自百度百科《水污染》2013 年 10 月 21 日

3. 空气污染

国内新闻：中国网江苏频道 2013 年 5 月 14 日 14：36 报道，2012 年北京雾霾达 124 天，为十年之最（雾霾：大气中悬浮着大量的颗粒物质。）北京大学环境科学与工程学院副院长谢绍东教授表示，造成北京南部污染相对严重的原因，除了北京自身污染物排放的原因之外，主要是因为南面河北省境内的石家庄、保定以及天津等当地经济较发达地区的污染物排放量较大，这样首先波及的是北京的南部地区。

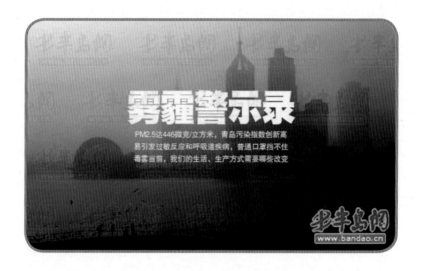

2013 年 10 月 17 日，面对雾霾北京出台强力治理措施。

2013 年 10 月 19 日晚，中央电视台报道：据最新医学发现，空气中悬浮的颗粒物质是导致癌症病的主要原因。

【东北大雾持续弥漫，孩子问："是世界末日吗？"】

大雾来袭，中国东北三省省会分别发布大雾红色预警。今早（22 日）6 时，长春市劳动公园地区 PM2.5 最高达 595 微克／立方米，市环保局网站瘫痪。22 日早，看到这样奇特的"景色"，长春一小学生问妈妈："妈妈，是世界末日要到了吗？"

2013 年 10 月 22 日，中央电视台报道东北三省严重雾霾面积达 38.8 万平方公里，中小学、幼儿院学生停课。

2013 年 10 月 23 日，中央天气报。

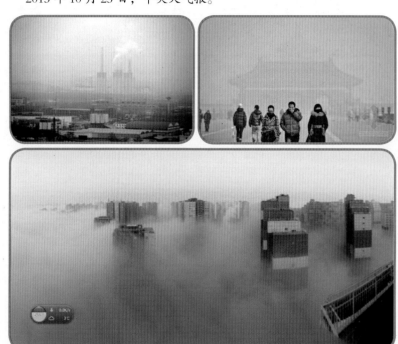

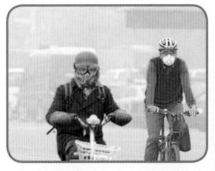
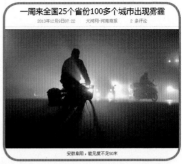

一周来全国25个省份100多个城市出现雾霾
2013年12月9日07:22　大河网·河南商报　2 条评论

安徽阜阳，能见度不足50米

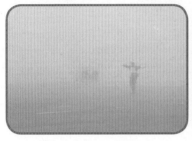
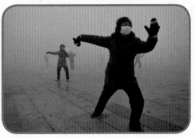

让我们充分认识我们这一代人所犯下的错误。让我们的后人引以为戒。

健康问题除先天原因以外，还来自日常生活，与人们的思想意识、生活环境、生活习性有直接关系，没有一个健康的心态、健康的思想、平和的心、顺应自然的生活环境、与自然相融合的饮食结构及生活规律，谈健康、讲治病一切都是空谈。世界上没有最特效的药，最好的药就是五谷杂粮；世上没有最特效的医生，最好的医生便是你自己；世上没有真正的救世主，而真正能挽救自己生命的就靠自己！

为促进虹膜学在医学临床上的广泛研究和应用，广积天下人共同的智慧和认同，望看过本书、了解本书作者的读者朋友们，对本书的成绩和不足，给予指导和评价。

读者姓名：　　　　　　职业：

联系方式：

电子回执请寄：dfsm_qwy@163.com　　　　或：